本书为浙江省哲学社会科学规划课题（15NDJC032YB）的研究成果

程　颖◎著

中国基本医疗保障制度城乡统筹研究

——基于财务视角

中国财经出版传媒集团

经济科学出版社

Economic Science Press

图书在版编目（CIP）数据

中国基本医疗保障制度城乡统筹研究：基于财务视角/程颖著.
—北京：经济科学出版社，2020.7
ISBN 978 - 7 - 5218 - 1650 - 1

Ⅰ.①中…　Ⅱ.①程…　Ⅲ.①医疗保健制度 - 研究 - 中国
Ⅳ.①R199.2

中国版本图书馆 CIP 数据核字（2020）第 106707 号

责任编辑：刘怡斐
责任校对：王苗苗
责任印制：邱　天

中国基本医疗保障制度城乡统筹研究
——基于财务视角
程　颖　著
经济科学出版社出版、发行　新华书店经销
社址：北京市海淀区阜成路甲 28 号　邮编：100142
编辑部电话：88191348　发行部电话：010 - 88191522
网址：www.esp.com.cn
电子邮箱：esp@ esp.com.cn
天猫网店：经济科学出版社旗舰店
网址：http://jjkxcbs.tmall.com
北京时捷印刷有限公司印装
710×1000　16 开　12 印张　260000 字
2020 年 7 月第 1 版　2020 年 7 月第 1 次印刷
ISBN 978 - 7 - 5218 - 1650 - 1　定价：52.00 元
（图书出现印装问题，本社负责调换。电话：010 - 88191510）
（版权所有　侵权必究　打击盗版　举报热线：010 - 88191661
QQ：2242791300　营销中心电话：010 - 88191537
电子邮箱：dbts@ esp.com.cn）

前　　言

　　中华人民共和国成立以来，我国政府采取了工业偏好与城市偏好的二元结构非均衡发展战略，大多数医疗资源集中在城市，并一直针对城镇居民和农村居民实行不同的基本医疗保障制度。随着我国人民群众日益增长的对健康福祉的需要，医疗保障领域发展不平衡、不充分的不利影响日益显现。推进现行城乡二元医疗保障体系的统筹，建立高效运行的全民医疗保障制度，不仅直接关系到城乡居民的健康和利益，也是医疗体制改革和社会保障制度发展的重要内容，更是中央解决"三农"问题的关键决策之一。

　　考虑到医疗公平性原则以及国民对基本医保制度整合的接受程度，整合后基本医保制度的保障水平不太可能向原本保障水平偏低的新型农村合作医疗看齐。在全球范围内医疗费用普遍持续增长的大背景下，保障水平的提高无疑会增加居民的医疗消费、加大基本医保基金的支付压力。如何提高基本医保基金的财务平衡性，避免医保基金风险，成为理论研究和相关政策制定所需关注的问题。

　　依据健康经济学和保险精算的相关理论，我国城乡一体化下的居民医疗支出特点如何？医疗保障水平的提高，对农民医疗支出的发生概率和发生值的影响如何？财政分权、经济发展及城镇化等因素对政府财政社会保障支出的影响如何？筹资水平、政府补助、报销政策等关键因素对基本医保基金收支平衡的影响如何？透视和解析上述问题，具有极其重要的理论和现实意义。

　　本书在对国内外相关文献进行系统地分析和梳理的基础上，首先，系统地总结了我国（不包括我国港、澳、台地区，全书同）农村医疗保障制度的演变轨迹，城镇居民医疗保障制度的产生背景、制度实施状况。其次，对基本医疗保障制度的筹资主体及筹资平衡制度等进行理论分析；构建参保居民缴纳保费估计模型；基于我国 31 个省（区、市）级行政单位 2010～2018 年的面板数据，采用系统矩估计方法，研究财政分权、经济发展、城镇化等因素对地方政府财政社会保障支出的影响，并构建基本医保基金收入模型。另外，从对参保居民与对医疗机构的不同角度，进行医保制度的偿付分析；以 F 区作为实地调研区域，比较两部模型（two-part model，TPM）和有限混合模型（finite mixture models，FMM）不同医疗消费分层方法的建模效果，分析城乡一体化下居民医疗消费的分层情况及病因、医疗机构等级等因素对居民医疗支出的影响程度，使用双变量 probit 模型和处理效应模型，研究医疗保障水平对居民医疗支出的发生概率及发生值的影响，并构建基本医保基金支出模型。再采用微观模拟分析，研究在现行医保政策、人口结构等参数不变的条件下，地区基本医保基金的财务平衡状况；并设计不同政策情景，从数量上进一步揭示受政策变化影响的基本医保基金财务平衡状况。总结我国农村基本医疗保障制度的发展经验；梳理我国基本医保制度在城乡统筹实践中出现的代表模式与阻碍，并基于实地调研信息，对 J 市城乡居民医保制度偿付机制及筹资机制的改革背景、举措及成效，进行深入系统的分析，从而为最终的结论与建议构建坚实基础。最后，本书基于以上理论分析和实证研究结果，提出政策建议。本书主要有以下九个结论。

第一，基于医保管理部门数据，就对参保居民医疗支出的估计而言，FMM 的分层方法优于 TPM。

第二，医疗机构等级特征在不同亚群居民医疗消费上的作用不相一致。

第三，不同种类的"住院病因"变量对不同医疗消费亚群的消费均有积极影响，且对于高医疗消费水平的居民的影响更突出，但各病因类型对不同亚群的医疗消费的影响程度及显著程度差异较大。

第四，参保居民的医疗保障水平提高后将会出现道德风险，并影响医疗支出及其发生概率。

第五，财政分权、经济发展及城镇化是影响地方政府财政社会保障支出的重要因素。

第六，现行的医保补偿政策和筹资政策会导致城乡居民医保基金的巨大缺口，且缺口逐年扩大。

第七，提高免赔额可以在一定程度上减轻医保基金的赤字规模。

第八，医保基金的赤字规模随医保补偿水平的提高而加大。

第九，医保基金的赤字规模随政府财政补助水平的提高而下降。

目　　录

第一章 绪 论

第一节 选题背景与研究意义

一、选题背景

在全球范围内医疗费用普遍持续增长的大背景下，我国城乡居民低下的支付能力与日益上升的医疗费用成为社会突出矛盾，部分居民无法使用或较充分地使用医疗服务，因病致贫和因病返贫现象严重。2004 年 11 月 5 日，时任国家卫生部副部长的朱庆生在国务院新闻办召开的新闻发布会上透露："有 40% ~60% 甚至更高比例的农民因病致贫、因病返贫"。2006 年 12 月，中国社会科学院公布了"社会和谐稳定问题我国抽样调查"的结果，"看病难、看病贵"问题名列首位。①

国民的医疗服务需求能否得到满足与保障一直有着十分重要的社会政治意义，也是政府社会责任的重要组成部分。中华人民共和国成立以来，我国政府采取了工业偏好与城市偏好的二元结构非均衡发展战略，大多数医疗资源集中在城市，并一直针对城镇和农村居民实行不同的基本医疗保障制度。随着我国人民群众对健康福祉的需要日益增长，医疗保障领域发展不平衡、不充分的不利影响日益显现，党和政府必然要改变在公共商品与公共服务的供给上曾经的城市偏向政策。2014 年 7 月 30 日，国务院颁布的《关于进一步推进户籍制度改革的意见》提出"建立城乡统一的户口登记制度，取消农业户口与非农业户口性质区分和由此衍生的蓝印户口等户口类型，统一登记为居民户口"，标志着进一步推进户籍制度改革开始进入全面实施阶段，在此基础上不断扩大教育、就业、医疗、养老、住房保障等城镇基本公共服务覆盖面。

---

① 中国社会科学院 . 2007 中国社会蓝皮书 ［M］. 北京：社会科学文献出版社，2006.

其中，解决现行医疗保障体系的城乡二元结构问题，建立高效运行的全民医疗保障制度，正是党和国家近年社会保障工作的重点之一，也是我国"十三五"医药卫生体制六项重点任务之一。我国现行基本医疗保障体系由城镇职工基本医疗保险（以下简称"城职保"）、城镇居民基本医疗保险（以下简称"城居保"）、新型农村合作医疗（以下简称"新农合"）组成。当前政府致力于推动三类基本医保制度的整合，先将新农合和城居保合并为城乡居民医保（以下简称"城乡居保"），再将城乡居保和城职保合并为全民医疗保险。2020 年 3 月 5 日，《中共中央、国务院关于深化医疗保障制度改革的意见》发布，提出了"1 + 4 + 2"的总体改革框架。其中，"1"是力争到 2030 年，全面建成以基本医疗保险为主体，医疗救助为托底，补充医疗保险、商业健康保险、慈善捐赠、医疗互助共同发展的多层次医疗保障制度体系。"4"是健全待遇保障、筹资运行、医保支付、基金监督四个机制。"2"是完善医药服务供给和医疗保障服务两个支撑。

考虑到医疗公平性原则以及国民对基本医保制度整合的接受程度，整合后基本医保制度的保障水平不太可能向原本保障水平偏低的新农合看齐。而 2000～2018 年，我国医疗费用的单边上涨趋势一直未变，保障水平的提高无疑会增加居民的医疗消费、加大基本医保基金的支付压力。医保基金的财务风险问题日益凸显。观诸邻国，20 世纪 90 年代，越南开始建立其国民医疗保险体系。但由于单位成本和医疗服务需求的持续增长，越南医疗保障体系的财务可持续性日益恶化，并自 2009 年出现赤字。

因此，如何在城乡一体化的背景下厘清医保制度的筹资和偿付机制，实现城乡居民医保制度统筹，并最终实现真正意义上的国民医疗统筹。在此基础上，提高基本医保基金的财务平衡性，避免医保基金风险，不仅直接关系到城乡居民的健康和利益，也是医疗体制改革和社会保障制度发展的重要内容，更是中央解决"三农"问题的关键决策之一，对于科学发展观的落实、城乡的协调发展和小康社会的全面建设，都具有极其重要的意义。

二、研究意义

为相辅相成地实现新型城镇化和建设社会主义新农村，必然要解决现行社会医疗保障制度的城乡不均衡发展等问题。在保障水平提高、运作模式优化、筹资政策调整的同时，2009 年之后，各级政府对城居保及农村医疗保障制度的财政补贴标准增长幅度均不小，成为医保基金收入的主要来源，并承担了基金"兜底"的责任。然而，人口老龄化及预期寿命的延长、医疗保障水平提高可能会导致的道德风险、疾病谱的改变、医疗技术的精进等诸多原因又会造成居民医疗支出及基本医保基金支出的加大。因此，基本医保基金财务平衡的重要意义日益凸显，成为理论研究和相关政策制定所需关注的问题。

依据健康经济学和保险精算的相关理论，我国农村居民医疗支出特点如何？病因、医院等级等因素对不同亚群居民的医疗支出影响如何？医疗保障水平的提高，对农民医疗支出的发生概率和发生值的影响如何？财政分权、经济发展及城镇化等因素对政府财政社会保障支出的影响如何？筹资水平、政府补助、报销政策等关键因素对医保基金收支平衡的影响如何？透视和解析上述问题，可以进一步判断政府政策对居民就医、医疗机构以及医保制度未来发展的影响，从而为政府在探索城镇化和新农村建设时，制定相关政策提供有益参考。

本研究的现实意义在于，所得出的不同因素对基本医保基金收支的影响，测算给定筹资金额及保障水平下的医保基金收支平衡状况，有助于政府掌握医保政策对基金收支平衡的综合影响，对基金收支变动作出估计和预警，引导居民的合理医疗支出，制定持续的相关财政预算，并为城镇化下社会医疗保障制度统筹及发展的相关政策提供建议。理论价值是定量分析基本医保基金的收支平衡问题，既从收支联动的角度赋予其更丰富、具体的内涵，又突破了以往主要采用定性分析方法的论证局限，在医保基金模型中覆盖居民个体、政策因素等来构建一个完全的医保基金运行体系，今后可通过不断更新模型数据和参数，使之成为一个可长期使用的医保政策分析工具。

第二节　研究方法与研究视角

一、研究方法

由于本书属于交叉学科的研究，因此，在研究方法上综合采用了多个学科的研究方法。

（一）文献阅读与实地调查相结合

一方面，笔者通过阅读大量文献以明确本书涉及的相关概念、基础理论、研究思路以及方法。本书的研究问题提出及研究思路都是在对现有的国内外代表性研究成果进行梳理、总结以及归纳的基础上形成的，构建了有关居民医疗支出估计模型、基本医保基金支出模型和收入模型，并结合我国城乡居民的现实情况，为获取完整可信的数据资料进行了充分准备；另一方面，本书将我国基本医疗保障制度的筹资机制和偿付机制作为研究对象，需要了解当前农村基本医疗保障制度在不同地区的运行状况、付费机制、补偿政策等方面的详细数据资料。鉴于现有统计数据不能完全满足研究所需，为此前往 Z 省的 F 区、J 市、J 县等地开展专门的实地调查以收集数据。

（二）统计分析与计量模型分析相结合

为了对基本医保制度下居民的医疗服务消费进行深入的定量分析，本书针对统计及实地调研数据，从人口特征、住院病因、医疗机构特征等方面出发，就全部样本、患病样本等不同群体的状况进行了以平均数为主的描述性统计分析。此外，本书对计量经济模型中涉及的变量也进行了明确定义与统计分析，这样既初步反映了调研地区居民在医疗服务消费及基本医保基金支出等方面的基本情况，也成为下文运用计量经济模型分析及模拟分析的基础之一。

同时，笔者整理获得的数据，运用不同的计量经济学模型进行实证研究。在居民医疗支出估计模型的构建中，针对医疗消费分层，本书建立不同模型。方法一，将样本划分为医疗服务消费和未消费亚群，建立 TPM 模型。TPM 模型的第二部分，分别采用 LOLS 模型和广义线性模型（generalized linear models，GLM）两种形式。就 GLM，通过 Park test，即建立残差序列对自变量的辅助回归模型，检验随机项的误差和自变量之间是否有较强的相关关系，以判断模型是否有异方差性，确定最优的方差函数；再通过 Pregibon link、Pearson 相关系数、修正的 Hosmer – Lemeshow 测试，确定连接函数。方法二，将样本划分为医疗服务不同消费水平亚群，建立 FMM 模型，具体采用两亚群模型、三亚群模型测试，在两种亚群数量下各自采用 LOLS 和 GLM 形式，再基于 lnL、AIC、GoF 值，确定 FMM 的亚群划分数量。并采用沃尔德检验（Wald test）分析亚群间的特征差异。针对考虑选择性偏误的情况，使用双变量 probit 模型和处理效应模型，研究医疗保障水平对农民医疗支出的发生概率及发生值的影响。

（三）模拟分析与对策分析相结合

在合理审视与判断国内医保政策及宏观经济变化的基础上，参考调研地历年医保补偿政策与政府财政补助政策变化趋势，以及相关政府部门等对未来一段时间医保制度发展的规划和预计，设计了四类不同情景，模拟研究补偿比、起付线及政府财政补助增长率等不同政策环境在一定程度上的变动对基本医保基金财务平衡状况所产生的效应及其差异。这成为得到本书研究结论与政策建议的依据之一。

(四) 归纳分析与演绎相结合

基于对居民医疗支出、地方财政社会保障支出的实证分析和基本医保基金收支的模拟分析,本书采用归纳和演绎相结合的方法,得到病因、医疗机构等级等因素对于居民医疗支出的影响情况,医疗保障水平对居民医疗支出的发生概率及发生值的影响情况,财政分权、经济发展、城镇化等因素对于地方政府财政社会保障支出的影响情况,补偿比、起付线及政府财政补助增长率等因素对于基本医保基金收支的影响情况,并从设置多级次医疗保障服务包、改革医保基金付费方式、统筹协调不同等级医疗机构间关系、加大政府数据系统建设力度多个角度出发,提出进一步完善我国多层次居民医疗保障体系的政策建议。

二、研究视角

"城乡一体化"在一定程度上减少了城乡收入差距,提升了农民的收入水平,并促进农村剩余劳动力自由迁移,促进农民市民化并享受到城市居民权利。上述变化既提升了农民对医疗费用的承受能力,也会改变农民的医疗保健意识,提高医疗卫生资源对农民的可得性,从而为城乡居民的医疗消费提供了分层空间。本书通过分析研究城乡居民医保制度统筹下居民医疗支出的分层问题,构建了居民医疗支出估计模型,分析病因、医疗机构等级等因素对于居民医疗支出的影响。同时,在城乡基本医疗保障制度这一总体框架下,将医保基金支出与收入联系起来,研究在不同的模拟情景下医保基金的财务平衡状况。目前不少国内研究忽视了居民医疗消费的复杂性与表现出分阶段医疗支出的事实,也未全面考虑"收支平衡"原则下医保政策因素对基金收支平衡的影响。这样既无法全面、深入探讨医保基金收支平衡的影响机理,又无法针对提高居民医疗保障水平、完善城乡医保统筹而制定政策。因此,本书借鉴国内外相关文献,以医疗支出分阶段、基金收支平衡的思路,研究基本医保基金的财务状况。

第三节 研究内容与研究重点

一、研究内容

本书以我国农村医疗保障制度的演变轨迹,城镇居民医疗保障制度的产生背景、制度实施状况,城乡统筹下居民医疗保障制度的发展为研究基础,通过对医疗保障制度资金筹集、偿付支出的理论分析，构建居民医疗支出估计模型、医保基金支出模型及收入模型，以医保补偿政策及政府财务补助政策为切入点，模拟分析政策因素对医保基金财务平衡状况的影响，从而有针对性地提出推行、完善我国城乡居民基本医疗保障制度的对策建议。本书包括以下具体研究内容。

第一章，绪论。在党和政府将建立高效运行的全民医疗保障制度作为近年社会保障工作重点之一的背景下，阐述基于财务视角研究我国基本医疗保障制度城乡统筹问题的重要理论意义和现实意义，综合采用多个学科的研究方法，选择合理的研究视角与研究重点，从而保证后续理论分析、模型构建与模拟研究的合理性。

第二章，理论基础与文献综述。基于对社会保障、医疗保障、医疗保险、社会医疗保险、基本医疗保障基金等多个概念的界定，国内外现有相关学术文献的系统收集、整理和分析，考虑我国国情，构建适合我国城乡居民基本医疗保障制度研究的理论分析框架与研究方法体系。

第三章，我国城乡基本医疗保障制度的变迁。基于我国农村医疗保障制度三个阶段的演变轨迹和城镇居民医疗保障制度的建构进程，归纳总结各时期的特点及发展经验，比较城乡基本医疗保障制度的异同，从而为居民医疗保障制度的发展及完善提供具备现实可操作性的政策建议。

第四章，基本医疗保障制度资金筹集的理论分析与模型构建。对筹资主体及筹资平衡制度等进行理论分析；构建参保居民缴纳保费估计模型；基于我国31个省（区、市）级行政单位 2010～2018 年的面板数据，采用系统矩估计方法，研究财政分权、经济发展、城镇化等因素对地方政府财政社会保障支出的影响，并构建基本医保基金收入模型。

第五章，基本医疗保障制度偿付支出的理论分析与模型构建。从对参保居民与对医疗机构的不同角度，进行医保制度的偿付分析；以 F 区作为实地调研区域，比较 TPM 模型和 FMM 模型不同医疗消费分层方法的建模效果，分析城乡一体化下居民医疗消费的分层情况及病因、医疗机构等级等因素对居民医疗支出的影响程度，使用双变量 probit 模型和处理效应模型，研究医疗保障水平对居民医疗支出的发生概率及发生值的影响，并构建基本医保基金支出模型。

第六章，医保政策对基本医疗保障制度财务状况影响的模拟研究。采用微观模拟分析，研究在现行医保政策、人口结构等参数不变的条件下，地区基本医保基金的财务平衡状况；并设计不同政策情景，从数量上进一步揭示受政策变化影响的基本医保基金财务平衡状况。

第七章，基本医保制度城乡统筹的经验及探索。总结我国农村基本医疗保障制度的发展经验；梳理我国基本医保制度在城乡统筹实践中出现的代表模式与阻碍，并基于实地调研信息，对 J 市城乡居民医保制度偿付机制及筹资机制的改革背景、举措及成效，进行深入系统的分析，从而为最终的结论与建议构建坚实基础。

第八章，研究结论与政策建议。根据前文的理论研究与实证分析、模拟分析结果，归纳总结出当前我国农民医疗支出及医保基金收支上的特点，并进一步提出构建和完善多层次居民医疗保障制度、提高医保基金财务平衡性的政策建议。

二、研究重点

（一）设计合理的居民医疗支出估计模型

已有文献显示目前采用最多的个人医疗支出估计方法是 TPM，其中第二部分估计在使用概率估计值为正下的个体医疗支出，常用的模型形式有以下四种。

（1）OLS 模型，估计值无偏但不够准确。

（2）log 变换的 OLS 模型（LOLS），但个人医疗支出分布高度偏斜且存在极端值的特点可能会使 LOLS 估计偏斜和无效。

（3）广义线性模型（GLM），gamma 分布作为均值、方差间关系的分布，并定义连接函数，通过总体均值而非数据的变形，将模型的线性方面与均值联系起来，且使用最大似然估计，估计效果可比 LOLS 更好。

（4）有限混合模型（FMM），假设医疗需求是基于个人对医疗服务的潜在态度，而该态度无法在索赔数据中被观察到，即可能存在不可观察到的人口异质性，因此将样本分为不同的亚群会提高估计准确度。

本研究需要基于居民的医疗支出数据，分析 TPM 模型第二部分的不同估计形式的区别以及对于居民医疗支出估计的适用性，通过 GLM 是否能捕捉到医疗服务高强度与低强度使用者间不可观察的区别，FMM 进行人口自分层是否能提供更高的居民医疗支出估计准确性，从而使居民医疗支出估计模型具有较高的现实适应性和结果可信度。

（二）选择合理的模型形式应对选择性偏误问题

有些未包括在计量经济模型中的因素，其影响会体现在随机误差项里，当这些因素与样本数据的选择相关时，就会产生选择性偏误。具体到关于医疗支出的研究上，选择性偏误的表现之一就是易发生医疗支出的群体可能会更倾向于购买或参与医疗保障。假如存在选择性偏误，但研究中未注意到这一点的话，就会夸大医疗保障对于医疗支出的影响。对于选择性偏误问题，学者们通常使用倾向分数配对模型、二阶最小二乘法、赫克曼模型以及处理效应模型等方法进行处理。

本研究需要基于居民医疗支出及医疗保险决策的特点，根据上述方法的适应性，选择合理的研究方法，设计合理的模型结构，以考察医疗保障水平对于居民医疗支出的影响。

（三）构建合理的基本医保基金收支模型

本研究需要基于一定的筹资模型框架，且充分考虑不同地区的居民人口结构、经济水平、医保政策等影响要素，构建具有较高本土适用性的基本医保基金收支模型，并采用 STATA 软件，结合来自医保主管或经办部门（单位）的统计数据，进行建模与参数估计。该模型由收入估计模型、成本估计模型组成。

基本医保基金收入估计模型用于估计医保基金的收入情况。通常医保基金收入主要有保费收入、政府财政补助、基金投资收益以及其他收入等来源。其中核心部分是保费收入和政府财政补助。医保制度的筹资标准会决定其补偿水平及共济能力。如果筹资标准低，会导致医保基金规模小，进而制约基金的补偿水平和抗风险能力。相反，如果筹资标准过高，既可能加大筹资主体的筹资压力，也会造成基金过度结余。

基本医保基金支出估计模型用于估计医保基金的支出情况。根据医疗保险的测算原理及基金具体情况，医保基金的支出通常主要是医疗补偿费用、管理费、体检资金、大病救助金和风险储备金等用途。占主要比重的医疗补偿费用主要取决于参保居民的医疗支出与补偿政策

（四）模拟分析不同的基本医保基金收支情景

由于政策环境的快速变化会深刻作用于基本医保基金的收支情况，影响其财务平衡性，因此本研究需要以基本医保基金模型为分析工具，将与政策行为分析目标有关的个人微观单位作为描述和模拟对象，将医保补偿政策、政府财政补助政策实施的过程模型化。并针对医保补偿政策、政府财政补助政策的不同参数情况，设计不同情景，就基本医保基金收支进行模拟分析，从数量上进一步揭示政策环境变化对基本医保基金财务状况的影响，以协助政府决策部门制定和修改相关政策。

第二章　理论基础与文献综述

医疗保障对个人医疗需求、医疗支出的影响以及医疗保障制度的建设一直是国际学术界关注的重要问题之一，国内外诸多学者已对此进行了大量的理论分析与实证研究，横跨了经济学、管理学、社会学和医学等多个学科领域，取得了较为丰富的研究成果。本章主要分为两节：第一节界定本书所涉及的主要概念，评述本书的主要理论基础及其与我国基本医保制度的联系；第二节为文献综述，梳理现有的国内外代表性研究成果，并分别从研究内容、方法和结论三方面总结和评述相关研究成果。

第一节　概念界定与理论基础

一、概念界定

本书涉及社会保障、医疗保障、医疗保险、基本医疗保障、新型农村合作医疗制度以及基本医疗保障基金等多个概念，本节将对上述概念进行正确清晰的界定，以保证后面理论分析与实证研究的可靠性与合理性。

（一）社会保障

社会保障虽是当代国际社会通用的一个名词，但不同国家、地区的政府或学者对其内涵及外延的界定不尽相同。不同观点的具体表述存在差异，但就社会保障的实施目的、责任主体、保障对象、资金来源及实施方式等几方面本质特征的认识却基本统一，归纳详见表 2-1。

表 2 – 1 社会保障内涵

内涵	不同观点归纳
实施目的	国外强调个人福利，社会成员的基本生活权利得到安全保障；国内还强调对政治和社会的预期价值
责任主体	国家、社会、政府
保障对象	法定范围内的社会劳动者
资金来源	国家财政
实施方式	体现福利性，国外强调社会收入的再分配即转移支付，国内强调需同时依靠国民收入的初次分配和再分配

资料来源：笔者根据相关文献整理。

因内涵界定的不统一以及国家间经济发展水平、社会、政治、文化传统等方面的差异，社会保障外延的界定也表现出较大区别。本书将社会保障界定为：政府凭借对国民收入的初次分配与再分配，以国家财政为主要资金来源，保障社会劳动者法定范围内的基本生活权利以及国家、社会的预期价值，包括社会保险、社会救济、社会福利、优抚安置、社会互助与个人储蓄积累保障。

（二）医疗保障及医疗保险

不同学者对医疗保障的界定同样有所区别，笔者认为医疗保障指以法律和社会政策为依据建立的社会化国民医疗保障系统的统称，包括政府保险、社会保险、商业保险、互助保险、医疗救助、特殊人群保险、公共卫生以及家庭保障等保险和非保险机制，以有效地分散和转移社会成员因疾病而产生的收入风险，从而给予社会和家庭生活充分保障。

医疗保险是医疗保障的组成部分，是由特定的组织或机构经办，为补偿参保人因疾病风险导致的经济损失而建立的一种保险制度，有狭义和广义之分。狭义的医疗保险（medical insurance）实质仅指医疗费用保险，仅限于对直接经济损失（医疗支出）的补偿。广义的医疗保险就是健康保险（health insurance），属于人身保险，保险标的为被保险人的身体，对被保险人在发生疾病或意外事故导致伤害时发生的医疗支出和收入损失进行经济补偿或给付，不仅补偿由于疾病给个人造成的直接经济损失，还补偿疾病造成的间接经济损失（误工工资等），此外还包括对残疾、死亡、分娩等的经济补偿以及疾病预防和健康维护等内容。本书所研究的医疗保险除特指外均是狭义的概念。

（三）基本医疗保障制度及新型农村合作医疗制度

基本医疗保障制度同样有狭义和广义之分。狭义的是指国家或政府以立法强制推行，通过行使其在制度安排、资金筹集、公共服务与监督等方面的职能，在居民因病消费必需的医疗卫生服务时对其给予医疗费用补偿的一种社会保障制度，即社会医疗保障制度。它既是社会保障的组成部分，也是一般医疗保障的组成部分。广义的基本医疗保障制度，除了狭义包含的内容以外，还包括商业健康保险、社区合作医疗保障以及对所有居民提供的公共卫生保健和针对贫困群体的医疗救助。广义而言，我国农村基本医疗保障制度就由社会医疗保障制度、补充医疗保险制度及贫困人口医疗救助三大部分组成（见图 2－1）。本书中的"我国基本医疗保障制度"除特指外均指狭义的含义。

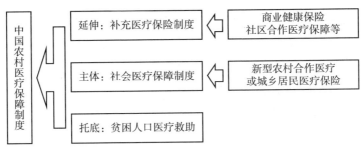

图 2－1　我国农村医疗保障制度体系

资料来源：笔者根据相关文献资料整理。

新型农村合作医疗制度是相对我国 20 世纪 80 年代以前的传统农村合作医疗模式而言的，由政府组织、引导、支持，农民自愿参加，个人、集体和政府多方筹资，以大病统筹为主的农民医疗互助共济制度[①]（以下简称新农合）。新农合之"新"一般被认为，它是由各级政府和农民共同筹资并一定程度上采用了保险精算，以科学确定其保障水平和给付责任（庹国柱，2008）。[②] 新农合的统筹对象规定为农村居民，除从事农业生产经营为主的农民与在农村从事非农产业生产经营的农民以外，也包括仍居住在农村的失地农民、在乡镇企业就业的农民以及外出务工的农民工。这些从事非农产业的农民也被纳入新农合制度体系下，可以一定程度上解决其医疗保障问题。新农合是我国农村医疗保障制度的一种组成形

[①]　《国务院办公厅转发卫生部等部门关于建立新型农村合作医疗制度意见》，2003 年 1 月 16 日。
[②]　朱俊生. 从社区融资到全民健康保障：农村健康保障制度中的主体行为研究 [M]. 北京：中国劳动社会保障出版社，2008.

式，但并非是其全部。新农合制度设计的基本原则之一是自愿参加，而这与社会保障的强制性基本特征是相悖的，所以有学者认为新农合实质上是介于社会医疗保障与商业健康保险之间的混合制度（李立清，2009），或是向社会医疗保险的过渡形式，更加接近于国家福利性医疗补贴制度（李和森，2005；贺宁毅，2008）、国家补贴下的公立自愿医疗保险（唐晋，2009），具有非营利特性（肖诗顺，2008），或本质上是一种社区健康融资计划、小额保险（朱俊生，2008）。

（四）基本医疗保障基金

医疗保险基金通常指通过法律或合同的形式，由参加医疗保险的企事业单位、机关团体或个人在事先确定的筹资费率或筹资标准下，缴纳规定数量的医疗保险费汇集而成的、为被保险人提供基本医疗保障的一种货币资金，简称医保基金。根据上文基本医疗保障制度的内涵和外延，本书相应将基本医疗保障基金界定为国家或政府以立法强制推行，为参保居民提供基本医疗保障的一种货币资金，也可称为狭义上的社会医疗保障基金，简称基本医保基金，其核心是社会医疗保险基金。就不同的基本医保制度，对应有农村医疗保障制度基金（新农合基金）、城镇居民基本医疗保险基金（城居保基金）及城镇职工基本医疗保险（城职保基金）。

二、理论基础

社会保障是近现代工业文明的必然产物。与此同时，有关社会保障的基本理论与思想也逐步形成与成熟。其中与医疗保障相关的流派和观点可归纳为社会保障理论、公共产品理论等。

（一）社会保障理论

1. 马克思主义的社会保障理论

马克思主义关于社会保障理论的思想主要有以下三点：一是社会保障基金的扣除理论；二是社会总产品分配理论包含社会保障思想；三是社会再生产理论。社会再生产的全部过程最终需要以物质资料再生产和劳动力再生产为基础，而物质资料再生产、劳动力再生产乃至社会发展都需要社会保障。社会保障作为一种特殊的分配形式，是社会经济能够顺利运行的"调节器"，是社会再生产链条上不可或缺的重要环节。苏联及其他许多社会主义国家都先后基于此理论建立了社会保障制度。我国同样以此为理论指导，建立了计划经济体制下的公费医疗和劳保医疗制度，城居保制度与新农合制度也体现了对马克思主义社会保障思想的应用和发展。

2. 国家干预主义的社会保障理论

德国新历史学派的社会保障理论认为，国家作为集体经济的最高形式，其公共职能应不断扩大，负起"文明和福利"的职责，去实现所有个人经努力也无法达到或顺利达到的目标。国家应通过立法，实行包括救济孤寡、社会保险、劳资合作等社会措施。上述主张被新制度经济学发展推广，成为欧洲和美国初期社会保障的思想基础；同时，成为德国在全世界率先实施社会保险的理论依据。

福利经济学理论的核心思想可归纳为社会福利的最大化需通过追求效率和社会公平来实现，必要条件是经济效率，充分条件是合理分配。这一理论对各国医疗保障以及社会保障制度的构建、实施具有深远影响。城居保与新农合制度的设计理念和实施方案既体现了旧福利经济学中强调收入分配均等化、关怀弱势群体及政府干预等思想，又因强调在医保基金收支平衡的条件下城镇居民及农村居民个体的医疗保障福利最大化、制度整体的效率问题以及居民的自愿参加原则，与新福利经济学的三大主要思想一致。通过新农合制度的完善，把过度集中于城市的医疗资源向农村分配转移，在不改变城市居民健康状况的同时提高农民健康水平，从而增加全体国民的健康福利

有效需求（effective demand）指商品的总供给价格和总需求价格实现均衡时的社会总需求。社会保障作为国家干预经济的"均衡器"和"稳定器"，对于宏观经济有均衡作用。具体表现为经济繁荣时期，企业与个人收入增加会相应增加税收即社会保障基金的来源，而社会保障支出因就业率提高而减少，由此产生的社会保障基金结余会抑制消费需求和投资需求的过度增加；相反经济萧条时期，税收即社会保障收入来源增加缓慢，但社会保障支出增加较多，从而刺激消费需求和投资需求的增加，带动经济复苏。新农合制度的建立和发展，既能够改善农村居民的健康状况，提高农村劳动力素质和劳动生产力水平，又能减少农民这一总体上相对城市居民而言的社会低收入阶层的疾病超额风险和经济负担，从而有效提高社会边际消费规模，扩大有效需求，均衡宏观经济发展。

3. 经济自由主义的社会保障理论

20 世纪 70 年代后，针对凯恩斯主义经济理论的失灵和基于国家干预主义的西方福利性社会保障制度的危机，经济自由主义提出的削减社会保障支出的政策建议在许多国家的社会保障制度改革中得到了广泛采纳和应用。

新经济自由主义学派的社会保障理论是一种关于社会经济秩序的理论，认为必须将古典经济理论中的经济自由思想和现代的"社会国家"观念结合以树立一种进步的社会市场经济体制，从而才能实现社会公平与进步，强调市场经济和社会政策的结合、市场经济和社会保障制度的结合。它对医疗保障制度的影响主要体现在美国等国家的以私人医疗保险为主体的医疗保障制度模式的建立及发展上。

温和型供给学派的代表人物 M. 费尔德斯坦（M. Feldstein）认为，由于医疗保险降低了医疗服务的实际价格，相比没有医疗保险时消费者有冲动去购买更多的医疗服务，即"过度消耗"医疗服务，进而减少消费者对其他商品和服务的消费，即使后者的边际效应远高于前者，最终造成了资源错误配置下的福利损失。

（二）公共产品理论

基于社会经济中用于消费的物品被消费时的不同特征，经济学家将其分为公共产品和私人产品两大类。公共产品（public goods）区别于私人产品，具备消费的非排他性、非竞争性及外部性等基本特征。其一，公共产品的非排他性特征会导致"搭便车"（free-rider problem）行为，即理性消费者在消费公共产品时采取隐瞒或少报自己真实偏好的机会主义策略行为，以逃避或减少分摊公共产品的生产成本，这会导致公共产品的供给不足，而由于公共产品的排他性决定消费者即使不付费也能消费，因此市场的价格机制无法解决这一问题。其二，公共产品的非竞争性意味着增加一位消费者的边际成本为零，如果按照边际成本定价的市场效率原则，公共产品必须免费供给，这会导致公共产品的供给成本不能得到补偿，因此追求利润最大化的营利性组织不会从事公共产品的生产，市场供给为零；其三，公共产品具有正外部性特征，意味着社会边际收益大于私人边际收益，而根据市场经济原则，经济主体只会根据私人边际收益与私人边际成本达到均衡点的数量水平来安排生产，导致公共产品的实际供给量低于效率供给量。综上，由于公共产品的非排他性、非竞争性及外部性特征，在利益最大化的市场机制下，公共产品的供给必然会严重不足。

虽然理论上，在满足若干假设条件时，单一主体如政府、市场或第三部门供给公共产品能实现帕累托效率均衡，但由于许多时候现实情况与假设条件的差异，各种组织制度与调解机制都可能存在程度和范围不同的失灵问题，难以实现公共产品供给的效率均衡。因此，需要在三大部门和机制间进行合理的技术选择，建立政府、市场与第三部门职能互补、协调运行的公共产品供给制度框架，即供给主体多元化的混合供给机制。但供给主体的多元化并不意味着各主体承担相同的供给责任。不同供给主体在供给责任中的主次地位应建立在商品的公共产品属性强弱及其正外部性大小的基础之上。对于公共产品属性强、正外部性大的商品，政府应承担主要的供给责任，市场和第三部门供给为辅或者说补充；对于公共产品属性弱、正外部性不大的商品，可以市场供给为主，政府和第三部门供给为辅。

由于在完全竞争的自由市场下供求双方的行为按照经典经济学理论必须满足一系列的前提假设，而医疗保障市场的现实特征会破坏这些前提假设，造成市场失灵。这就导致世界范围内，完全由市场供给的医疗保障模式非常少见，政府或多或少会在社会医疗保障中发挥一定作用。政府财政对医保基金的支持力度理论上取决于基本医疗保障制度这一准公共产品的正外部性大小及公共产品属性强弱。但学者们对于政府在医疗筹资和医疗服务供给中的参与程度，观点并不一致。

第二节　文 献 综 述

医疗保险对个人医疗需求、医疗支出的影响以及医疗保障制度的建设、基本医疗保障制度财务模型的构建一直是国际学术界关注的重要问题之一，国内外诸多学者已对此进行了大量的理论分析与实证研究，横跨了经济学、管理学、社会学和医学等多个学科领域，取得了较为丰富的研究成果。

本节将围绕医疗保险市场的特点及对个人医疗支出的影响、新农合的实施效果评价、医疗保险基金测算等主题，对现有的国内外研究成果进行梳理和论述。

一、有关医疗保险对个人医疗支出影响的研究

医疗保险建立的理论基础是大数法则，通过将众多个人面临的不确定风险集中，把不确定的个人医疗支出转变为确定的保险费，使损失与风险分散到个人组成的整个团体上。在医疗保险系统中，至少包含个人（被保险人）、医疗服务供给方（医院、医生）、保险机构这三方面，涉及了多重的委托代理关系，并出现了多方面的信息不对称（见图 2 - 2）。

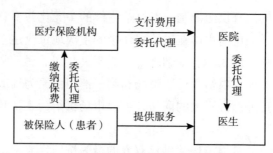

图 2 - 2   医疗保险市场中的委托代理关系

资料来源：笔者根据相关文献及资料整理。

（一）医疗市场及医疗保险市场的失灵

市场失灵（market failure）指市场无法有效率地分配商品和劳务的情况。J. E. 斯蒂格利茨（J. E. Stiglitz，1988）认为医疗市场的主要问题是市场失灵（见表 2 - 2）。私人医疗保险市场失灵的严重后果并不仅体现在医疗支出（消费量）的总量或人均值的变化上，而是严重的社会不公——低收入、高风险群体被市场排除在医疗保障之外。

表 2 - 2   完全竞争市场与医疗市场的区别

项目	完全竞争市场	医疗市场
供方数量	众多	数量有限（供给垄断性）
商品是否同质	是	否（产品间不可完全替代）
需方信息	充分	不充分（信息不对称）
供方目标	利润最大化	大部分不以营利为目的（外部性）
需方付款特点	直接付款	购买医疗保险后只支付部分费用

资料来源：J. E. Stiglitz. Economics of the public sector ［M］. New York：Norton & Company，Inc，1988，290，table. 11 - 1.

K. J. 阿罗（Kenneth J. Arrow，1963）认为医疗市场上存在个人健康状态、疾病发生和医疗市场供需均衡等诸多方面的不确定性，并进而导致个人进行健康投资的风险性和不确定性，因此采取合适的医疗保险方式是市场经济条件下个人实行有保证的健康投资的合理选择。而医疗保险市场的失灵源于其特殊性和不确定性，即信息不对称（information asymmetry），具体表现在消费者和医疗服务供给方（医生）之间、消费者与保险公司之间两个方面。首先，消费者和医生之间对于医疗服务所必需的时间与消费量、治疗效果及效率等存在着信息不对称，而作为消费者咨询对象的医生同时又是医疗服务的供给方，这可能会造成消费者无法获得决策所需的足够信息，或无法正确理解信息，进而导致错误的决策，并且医疗支出决策具有不可更改、不可重复甚至不可逆转的特点。其次，消费者和保险公司之间对于消费者的健康风险、所必需的医疗服务消费量等同样存在着信息不对称（艾维瓦·罗恩，2004）。

消费者和保险公司之间对于消费者健康风险的信息不对称会导致逆向选择（adverse selection），表现为私人医疗保险市场中积极投保的消费者往往健康风险较高，而保险公司无法了解投保者风险。消费者和医疗服务供给方之间、消费者与保险公司之间的信息不对称都会产生道德风险（moral hazard），表现为在"第三方支付"条件下，医疗服务供给方的诱导需求和医疗服务需求方（参保者）的过度消费，按其发生在投保前或后，具体又可分为事前道德风险和事后道德风险，后者在医疗保险中表现得更为明显（俞炳匡，2008）。关于医疗保险道德风险，最著名的研究为美国兰德健康保险试验（rand hie），该实验根据个人可能支付的医疗费用，就自付额、自付比例、自付封顶线和保险封顶线四个影响因素的不同组合，设计了15种保险方案，并在美国6个地区的2756个家庭（7708人）中进行实验，按1984年价格计算，研究费用达到了1.36亿美元。通过随机赋予不同个人不同的保险方案，同时排除个人改变保险决策的可能性，来研究医疗支出对价格的敏感性，结果显示高自付比例的保险会显著减少就诊率、住院率和医疗支出，且平均而言并无对健康不利的结果（Manning et al.，1987；Newhouse，1993），但美国兰德健康保险也指出贫困者、体弱多病者等弱势群体明显享受到了医疗保险制度的好处。

（二）医疗保险的公共卷入

由于医疗服务的供给方和消费者都对自身信息保持一定的垄断性，因此医疗服务市场中信息不对称导致的不公平交易较为隐蔽和扩张。西方主流医疗经济理论普遍认为居民的基本健康卫生具有很大外部性，医疗市场需要政府进行公共干预，以消除市场中存在的逆向选择和道德风险。没有政府的介入，医疗保险市场就无法成为一个广覆盖且无缝隙的完整市场、一个低成本的交易市场、一个最具公平性的市场。围绕如何将社会医疗保险下信息失灵的后果最小化，学者们提出了两种代表性的设想：其一，私人保险制度框架下的"医保一体化"，通过向医方赋予医疗保险的部分组织管理职能，实现医方和保险公司之间风险及利益的一体化，这一模式通过将第三方支付的问题内在化来避免消费过度，但可能产生医方服务的消极化，造成消费者福利损失；其二，公共融资与私人供给相结合，即由公共机构实行强制筹资，负责资金运营并与医方签订合同，医疗机构按合同提供有弹性的医疗服务，最终经公共机构审核后再向医疗机构支付费用，这一模式下公共机构的严格审查、事后付费、统一支付等特点，可较有效地避免道德风险，但这取决于能否对公共机构实行有效的激励、约束、监管和评价。与国外学者的研究结论相似，目前许多国内学者都认为中国医疗市场、医疗保险市场存在信息不对称与市场失灵，并指出了政府干预的必要。另外，学者们认为医疗保险市场的失灵，会对医疗支出产生显著影响（金春林、李芬主，2018），主要表现为道德风险。但对于医疗服务过度利用的现象因需方还是供方道德风险造成，医疗保险最终能否对个人健康状况有积极影响，学者们有不同的观点。

二、有关中国农村基本医疗保障制度的研究

（一）国外有关中国农村基本医疗保障制度的研究

国外学者主要研究中国农村基本医疗保障制度的不同形式、发展历史、发展方向，大致可分为三个时期。[①]

第一时期是在 20 世纪 80 年代前，将中国传统的农村合作医疗制度作为向大量低收入农业人口提供初级卫生保障的成功典型予以介绍，如 V. W. 斯德尔和 R. 赛德尔（V. W. Sidel & R. Sedel，1975）、D. M. 兰普腾（D. M. Lampton，1975）、世界银行（1994）等。

第二时期是在 20 世纪 80 年代至 2004 年前后，主要集中于研究传统农村合作医疗制度解体的原因和后果，并提出对中国农村医疗保障制度建设的设想和建议。对于传统农村合作医疗制度解体的主要原因，学者们大都认为是中国政府在农村卫生医疗保障方面所起的作用不足（Liu et al.，1995；G. Bloom & S. L. Tang，2003）。就中国农村医疗保障制度的建设，萧庆伦（2001）提出中国农村按经济发达程度可分为三类地区，第一类地区为东部沿海地区发达、农民高收入的农村；第二类地区为中等收入的中部农村地区；第三类地区为低收入的贫困地区。由于三类地区卫生的供方和需方条件均不相同，医疗保障制度的建立和政策取向也应不同。

第三时期是 2004 年前后至今，主要针对现行新农合制度的实施情况、绩效

---

① 指国外大学研究人员和学者的研究，其中部分学者是外籍华人，部分是与中国研究人员的合作研究。

等进行分析。一些学者肯定了新农合的积极效果，如 A. 威斯塔夫等（A. Wagstaff, et al., 2009）发现参合农民的住院率和门诊率均有提高。W. 易普和 W. C. 萧（W. Yip & W. C. Hsiao, 2009）和 B. 于等（B. Yu, et al., 2009）均发现新农合仅提高了住院率，而对门诊率无明显作用。W. 石等（W. Shi, et al., 2010）发现参合农民的大病致贫率从参合前的 8.2% 下降到参合后的 7.6%。另一些学者则提出了新农合实施中出现的问题及相应建议。

（二）国内有关新农合实施效果的研究

国内学者从理论和实证方面就新农合的实施效果进行了大量分析，但是研究结论不尽相同甚或大相径庭。一部分学者认为新农合可以有效减轻农民医疗负担，改善医疗费用不公平，缓解农民"看病难""看病贵"的问题以及因病致贫、因病返贫状况，并提升农民健康水平（高梦滔，2010；白重恩等，2012；程令国、张晔，2012；潘杰，2014；李佳，2017）。也有不少学者认为医疗保障体系的内在缺陷导致健康指标改善并不理想，新农合在改善医疗利用不公平、提高农民的医疗服务利用率和健康水平、减轻参合农民医疗负担方面的效果并不明显，未能解决农民"看病难""看病贵"的问题，甚至在某些方面有反作用（汪宏等，2006；农业部课题组，2007；程令国、张晔，2012）。

三、有关医疗保险基金测算方法及模型的研究

医保基金财务模型的构建不仅有助于描述医保体系的运行现状，还能用于模拟关键因素变化后医保体系的运行情况，有助于预测各种不同方案、政策及外部因素变化情况下的医保基金未来发展状况。1987 年，我国卫生部与世界银行合作，在四川的眉山、简阳两县开展"中国农村健康保险试验研究"。自此，就如何科学地测算居民医疗费用？如何确定保持收支平衡的保费、补偿比？医保政策会如何影响医疗服务供需双方行为？如何提高卫生资源利用效率？学者们采用了不同的社会医疗保险基金测算方法及模型研究上述问题。

（一）粗估法

该方法产生于我国农村健康保险试验研究和职工医疗保障制度实践中，主要用于测算住院医疗保险的保费，目的是维持医保基金的收支平衡。可进一步细分为以下两类方法。

1. 合成粗估法

该方法应用于职工医疗保险制度，是直接根据基期参保群体医疗费用总额或人均医疗费用，考虑其变动趋势，测算出测算期的保费。

$$测算期医疗费总额 = 基期医疗费总额 \times 补偿比例 \times 医疗费用增加系数 \tag{2.1}$$

$$测算期人均保费 = 测算期医疗费总额 \div 测算期参保人数 \tag{2.2}$$

$$测算期职工医疗保险筹资比例 = 测算期医疗费总额 \div 测算期参保职工工资总额 \tag{2.3}$$

上述公式仅测算了纯保费，实践中还需考虑管理费、风险储备金和保险因子，因此可将式（2.1）扩展为：

$$测算期医疗费总额 = 基期医疗费总额 \times 补偿比例 \times 医疗费用增加系数 \times 保险因子$$
$$\times (1 + 安全附加费率 + 管理费率) \tag{2.4}$$

如基于基期人均医疗费用测算，则将基期年度医疗费用总额变为基期人均医疗费用。

2. 分解推算法

该方法将医疗费用分解为医疗服务利用和次均医疗费用（门诊和住院）两部分，分别估计测算期住院或门诊的利用率和次均住院（或门诊）费用，并根据其变动趋势测算保险费，即：

$$人均纯保费 = 住院（或门诊）利用率 \times 次均住院（或门诊）费用 \times 补偿比例 \tag{2.5}$$

$$年人均保险费 = 人均纯保费（1 + 安全附加费率 + 管理费率） \tag{2.6}$$

实践中还需考虑医疗费用自然增长和保险的刺激作用，则将式（2.5）扩展为：

$$人均纯保费 = 住院（或门诊）利用率 \times 次均住院（或门诊）费用 \times 补偿比例$$
$$\times 医疗费用增加系数 \times 保险因子 \tag{2.7}$$

计算住院（或门诊）利用率时，分子应为住院（或门诊）人次数，分母应为基期参保个人的人均年次数。有时也将医疗费用分解成人均住院（或门诊）次数与住院（或门诊）次均费用的乘积。由于该方法下医疗费用受医疗服务利用率（赔付频率）和次均费用（赔付额）影响，而两者的影响程度及变动趋势并不一致，因此分解推算法的精确程度要高于合成粗算法。

（二）分部模型法

1. 二部模型法

两部模型由两部分组成，第一部分通常用 probit 模型估计个体的医疗服务使用概率 $pr(y_i > 0 | x_i)$，第二部分可用多种方法估计在使用概率估计值为正下的个体医疗支出 $E(y_i | x_i, y_i > 0)$，最后将两部分估计值相乘得出个人医疗支出的估

计值，即：

$$E(y_i|x_i) = pr(y_i > 0|x_i) E(y_i|x_i,\ y_i > 0) \tag{2.8}$$

2. 四部模型

四部模型由四部分组成，为门诊就诊的概率模型、门诊就诊者的门诊费用模型、住院就诊的概率模型和住院就诊者的住院费用模型。

门诊就诊的概率模型：

$$\log\left\{\frac{P_0}{1 - P_0}\right\} = \alpha_{01} + \beta_0 X + \varepsilon \tag{2.9}$$

门诊就诊者的门诊费用模型：

$$\log\{Y_0\} = Z_0 = \alpha_{02} + \gamma_0 X + \varepsilon \tag{2.10}$$

住院就诊的概率模型：

$$\log\left\{\frac{P_1}{1 - P_1}\right\} = \alpha_{11} + \beta_1 X + \varepsilon \tag{2.11}$$

住院就诊者的住院费用模型：

$$\log\{Y_1\} = Z_1 = \alpha_{12} + \gamma_1 X + \varepsilon \tag{2.12}$$

式（2.9）中，P_0 是门诊利用概率；式（2.10）中，Y_0 是每位利用者的年门诊费用；式（2.11）中，P_1 是住院利用概率；式（2.12）中，Y_1 为每位利用者的年住院费用，则每人每年的医疗费用：

$$Y = p_0 \times Y_0 + p_1 \times Y_1 \tag{2.13}$$

应用中，有学者进一步将四部模型发展为六部模型，即将门诊和住院各分为：利用概率、利用次数和每次费用三个部分。

（三）损失分布法

基于风险视角，医疗保险中的医疗费用是因参保者疾病或意外伤害造成的不确定损失，因此需要估计损失的发生概率以及严重程度。如能准确估计年损失总额的概率分布，即可得到保费计算所需的诸多参数，如损失发生概率、年平均损失、损失额的波动范围等。因此，估计医疗保险的损失分布，有助进行医疗保险精算。

基于医疗服务利用发生次数与每次费用金额分布的精算构架，可将医疗费用分解为医疗服务利用次数和每次医疗费用两块，如住院医疗费用精算可将住院费用分解为住院次数和每次住院费用。在确定了医疗服务利用次数与每次费用金额具体分布形式的基础上，进而制订对应的补偿方案，计算出某一时期的补偿总额，即赔付支出。最终根据保费收入与赔付支出相等的原则，确定保险费率。

（四）经验频数法

该方法也被称为赔偿成本法或赔付成本法，利用基期参保个人年度医疗费用超过医疗保险的起付线并低于封顶线的实际发生频率和金额，估计测算期的发生频率和费用预测值，并考虑医疗费用年增加系数和保险因子。

$$年人均纯保费 = \frac{基期医疗费用超过医保起付线并低于封顶线的费用总和}{基期参保总人数}$$

$$\times 保险因子 \times 医药费增加系数 \times 补偿比例 \qquad (2.14)$$

该方法需要至少 10000 人以上样本容量的数据，方能保证测算结果的稳定。

（五）限制性帕累托（Pareto）分布法

由于高额医疗费用分布大都符合帕累托分布特点，[①] 因此可使用限制性帕累托分布法测算高额医疗费用发生群体的纯保险费用。具体为：先确定基期费用的上限和下限，再确定年度医疗费用在此范围内的帕累托概率密度函数和分布函数，从而得到起付线和封顶线之间帕累托分布的条件期望，最终求出人均保费。

（六）ILO 模型

国际劳工组织（International Labour Office，ILO）与国际社会保障协会（International Social Security Association，ISSA）于 2000 年向全世界卫生保健领域推广卫生筹资的建模思路及数量技术，简称 ILO 筹资模型。

该模型包括人口统计与经济模型、收入估计模型、成本估计模型与结果模型四个子模型。人口统计与经济模型是对人口数量、劳动力数量、就业水平及相关经济指标进行预测和模拟。人口统计模型用于计算特定保险计划基金的收入和支出所需要的人口数量、劳动力数量、就业水平及其他经济指标。经济模型通常建立在预测期间四类外推假设的基础上。收入估计模型应用人口与经济模型所估计出的人口统计和经济指标，并考虑了依从率等因素后，估计基金收入。成本估计模型则分别估计基金赔付支出、管理费用及其他支出等方面的基金支出。结果模型利用上述各模型所计算出的结果根据收入成本平衡原理，估计出现收现付的社会健康保险计划的筹资比例。

---

① 9 世纪的意大利经济学家维弗雷多·帕累托（Vilfredo Pareto）研究了个人收入的统计分布，发现少数人的收入要远高于大多数人的收入，据此提出了著名的 80/20 法则，即 20% 的人口占据了 80% 的社会财富。个人收入 X 不小于某个特定值 x 的概率与 x 的常数次幂也存在简单的反比关系，表述为 $P[X \geq k] \sim \frac{1}{x^k}$，即帕累托定律。

四、国内外研究评述

综观上述国内外有关个人医疗支出、医疗保障制度及新农合实施效果的研究文献，可发现，前人已从不同的学科和视角出发，或采用不同的方法开展了大量的研究工作，并取得了一定的研究成果。

总体来看，在理论基础方面，现有研究基本都是基于社会保障理论与公共产品理论，并逐渐引入了如制度经济学、可持续发展理论等其他相关理论，为社会医疗保障制度及基本医疗保障制度研究提供了更为深厚、宽广的理论基础。

在研究内容方面，国外既有的相关研究与国内研究相比起步较早。研究重点具体表现为20世纪60~70年代，主要集中于基于信息不对称理论去论证医疗保险市场失灵的必然性；80年代以来，重点变为围绕如何最小化公共医疗保险失灵的后果，如何处理好医（医疗服务供给方）、患（参保患者）、保（医疗保险）三者间的逆向选择和道德风险问题，如何防止过度医疗消费、有效控制成本、完善社会医疗保障制度的具体措施，以在追求"公平"的同时实现效率的最大化。国内既有的相关研究，集中在以下几个主要方面：我国农村医疗保障制度的产生、发展和变迁，新农合制度的性质与特征，建设的必要性、路径、现状及困难，农村医疗保障制度建设的国际经验等。虽然以上研究侧重点不同，但在城乡统筹后农村医疗保障制度的基金运行、收支平衡、社会保障与商业保险结合等方面仍有较大研究空间。此外保险机制或第三方付费机制的引入，农民的逆选择和道德风险等问题会影响农民的医疗服务消费情况，进而影响医保基金支出状况，最终关系到新农合制度乃至农村医疗保障体系构建的成败。因此需要构建个人医疗支出模型，对居民的医疗服务消费状况进行深入研究，从而基于农村医疗保障制度发展的内在规律，提出进一步完善的措施及政策建议。

在研究方法方面，现有研究越来越多地采用系统性、综合性的研究方法。其中，国外研究将医疗保障视为影响全社会经济效率与福利增长的一个重要因素，将一般经济学理论的分析思路及结论引入了医疗保健市场及其产品，并作出相应发展和修正。就医疗保障对医疗服务需求影响的研究，主要是需要解决医疗保障的内生性和自选择问题（赵忠、侯振刚，2005）。对于内生性问题，兰德采用了随机试验的方法，但该方法耗时长、成本极高。大多数学者一般基于非随机的调查数据，采用工具变量、半参数估计或建立结构方程等方法。对于自选择问题，国外学者们主要采用两部模型（TPM）、四部模型和詹姆斯·赫克曼（James J. Heckman）选择模型。但国内研究在方法上大部分仅使用简单的线性模型，少部分学者虽然应用了两部或四部模型，但模型后半部分基本仅只使用 log 转换的普通最小二乘法或普通最小二乘法模型，并未考虑模型间的差异，也未进一步分析模型适用性以及广义线性模型（GLM）等发达国家广泛应用的医疗支出估计模型是否适用于我国（详见第六章）。此外部分学者仅通过调研数据的简单描述性分析，或抽样的参加人员和非参加人员的卫生服务利用率、医疗支出等指标各自的平均数，来确定医疗保险对医疗利用的影响。

对于社会医疗保障基金的常用测算方法：粗估法易于理解，所需数据、资料较少，计算简便，其中的合成粗估法测算较粗，分解推算法的精确程度虽高于合成粗算法，但也未考虑医疗服务利用率和费用的影响因素及程度，因此该方法一般仅适用于社会医疗保障制度的初始阶段。分部模型法分别考虑了医疗服务利用率和次均费用的影响，提高了测算精度，但模型可能不能表达医疗费用的全部影响因素，影响因素的相关资料收集难度也较高，建立模型需要一定的数理统计学知识，限制了该方法在实践中的应用。损失分布法的主要优点是在了解医疗保险的损失分布的前提下，可较准确地估计出医疗费用的期望值与对应不同损失额度的概率，测算出保险费。但该方法需要大量经验数据，且医疗保险损失分布的参数与分布类型均会动态变化。限制性帕累托分布法要求基期和测算期样本应同质，但现实中参保个人会存在终止和新参保的情况，即无法保证同质；此外保费测算具有时效性，高额医疗费用的分布因而会动态变化。ILO 模型虽要求大量数据支持，计算量也较大，但模型科学性较强，测算结果精确度较高。对于医保基金的收支状况，现有国内研究主要采用规范研究，研究方法比较简单，多为直观感受和文字性评论，简单罗列问题，或缺乏充足理论依据，也未量化考虑政府财政支持力度等因素对基金可持续性的影响。就医保基金收支金额的测算，大都仅使用估计精度较低的合成粗算法或分解推算法，难以成为决策依据。部分学者虽引入了保险精算方法，但或模型假设与实际存在一定距离，或变量设置只考虑了参保人数及结构等某一方面因素的影响。国外学者虽然在研究方法上更多运用了现代计量经济学的模型或方法，但由于数据基础、研究对象及模型的不同，研究结论并不完全一致，在某些方面甚至完全相反。

在研究结论方面，国外学者强调医疗市场与一般市场存在差异，医疗市场及其产品具有或部分具有公共产品特性，因此政府需通过正式的制度安排，矫正市场的失灵，注重和强调社会医疗保障的全民性与公平性，以保护国民应拥有的医疗保健及健康权益。但由于研究更多地集中在发达国家，因此得出的研究结论未必适用于我国。国内学者们已分别从理论和实证角度做了大量研究，关于需要加大我国政府对新农合制度的财政投入与政策支持的观点，已被政府采纳，在"十二五"规划中有所体现，在部分地区的应用实践也取得了一定效果。但对于个人医疗支出影响因素，医保政策对于医疗服务消费及医保基金财务状况的影响，农村医疗保障制度的实施效果等方面，研究结论不尽相同甚或大相径庭，这可能是由于我国农村医疗保障制度不同时期的政策、调查样本的选取以及研究方法的不同所导致的。

　　根据国内关于医疗保障对医疗支出影响和农村医疗保障制度实施效果的研究现状，并与国外学者的同类研究比较，不难发现，基于我国城乡基本医疗保障制度的实际情况，对基本医疗保障制度的筹资机制、偿付机制进行深入的理论分析，再采用国外相对成熟的定量分析方法，运用调研及统计数据，构建居民医疗支出模型、医保基金支出模型及收入模型，并进而分析医保政策变化的不同情景下基本医保基金的财务平衡状况，在当前具有重要的理论和实践价值。

第三章 我国城乡基本医疗
保障制度的变迁

　　制度是对人的行为施加约束的一系列正式或非正式的规则，可分为制度环境、制度安排（治理机制）及个体行为这三个层次。制度环境指关于生产、交换与分配的政治、社会、经济和法律等方面的一系列基础规则。制度安排指管制具体活动或关系的具体规则。制度环境通常会决定、影响制度安排的内容、范围、进程及实施效果；制度安排运行于制度环境的框架中，同时也反作用于制度环境。三个层次间的相互作用会造成制度不均衡，并最终实现制度变迁。

　　制度变迁指制度的替代、转换与交易过程，其实质是效率相对更高的新制度对原有制度的替代，具体表现为由制度僵滞、制度创新、制度均衡不同阶段组成的持续不断的周期循环过程，每一次循环并非对前次的简单重复，而是相对更高层次的循环。[①] 同时，制度变迁也不是骤然发生的，而是许多影响因素长期共同作用的结果。

第一节　我国农村基本医疗保障制度的演变轨迹

　　我国农村基本医疗保障制度作为一项针对农村居民的社会医疗保障制度，属于制度安排，因此不同时期的制度环境变化均会直接决定、影响农村基本医疗保障制度的内容、范围、进程及实施效果，并进一步导致制度自身的变迁。基于制度经济学对于制度变迁周期的划分方式，本书将我国农村基本医疗保障制度的变迁大体划分为三个阶段：创建与发展阶段（1949～1978年）、解体与反复阶段（1979～2001年）、重建与创新阶段（2002年至今）。其中，第三阶段创立的新农合制度是传统农村合作医疗制度变迁和创新的结果。而农村基本医疗保障制度

---

　　① 卢现祥. 新制度经济学 ［M］. 武汉：武汉大学出版社，2004：130－145.

的建立和完善，无论是对于农民医疗卫生需求的满足与健康状况的改善，还是社会的稳定和谐与国民经济的持续发展都会起到非常重要且不可替代的作用。因此，通过分析我国农村基本医疗保障制度的演变轨迹，既可探寻医疗制度不同阶段成败的原因或内外影响因素，也有助于把握当前制度背景和经济环境下城乡居民医疗保障制度的发展方向。

一、创建与发展阶段（1949～1978 年）

中华人民共和国成立后，为解决当时农村居民无医无药的问题，我国多个地区均出现了合作医疗的萌芽形式。[①] 借助人民公社化运动的开展，合作医疗掀起了第一次高潮。始于 20 世纪 50 年代的农业合作化和人民公社化运动，逐步将土地、耕畜、大型农机具等主要农村生产资料从个人私有转为集体所有；同时，公社等农村集体经济组织还拥有生产资料使用权和收入分配权，因此成为农村合作医疗这一集体公益制度产生和发展的客观经济基础。但直至 1959 年，"合作医疗"一词才在卫生部上报党中央的《关于我国农村卫生工作山西省稷山现场会议情况的报告》及附件《关于人民公社卫生工作几个问题的意见》中正式出现。1960 年，中共中央转发了此份报告及附件；卫生部等三部委稍后联合下发了《农村合作医疗章程试行草案》，掀起了第二次高潮。毛泽东同志先后于 1965 年批示"把医疗卫生工作的重点放到农村上去"，1968 年批示农村合作医疗"是医疗战线上的一场大革命""值得在我国推广"，[②] 掀起了第三次高潮。至 20 世纪70 年代中期，我国超过 90% 的农村行政村都实行了合作医疗，普遍建立了县、乡（公社）、村三级预防医疗保健网。[③] 1978 年，《中华人民共和国宪法》将农村合作医疗纳入国家基本法律框架中。次年，卫生部等五部委联合发布了《农村合作医疗章程》（试行草案），将其界定为"人民公社社员依靠集体力量，在自愿互助的基础上建立起的一种社会主义性质的医疗制度。"

传统农村合作医疗具有以下四个显著特点：第一，保障重点方面，侧重提供基本的卫生医疗保健服务；第二，政府责任方面，政府仅停留在导向性支持的层次，不承担直接的物质支持或具体的组织管理，这些职能由集体经济组织承担；

[①] 有学者认为合作医疗起源于抗日战争时期，1938 年陕甘宁边区创办的"保健药社"和 1939 年创办的"医药合作社"被视为我国农村合作医疗制度的最早萌芽（王红漫. 大国卫生之难——中国农村医疗卫生现状与制度改革探讨 [M]. 北京：北京大学出版社 2004. 李和森. 中国农村医疗保障制度研究 [M]. 北京：经济科学出版社，2005.）。

[②] 佚名. 深受贫下中农欢迎的合作医疗制度 [N]. 人民日报，1968－12－5.

[③] 蔡仁话. 中国医疗保障制度改革实用全书 [M]. 北京：中国人事出版社，1998.

第三，社会化程度方面，覆盖范围小，以村为单位，没有我国范围内统一的制度或规定，社会共济程度低；第四，运作模式方面，采取缴纳合作医疗费用后，就医时不付或仅支付较少费用的偿付方式，缺少控制"过度医疗消费"的机制（李华，2007）。

传统农村合作医疗通过向农民提供适宜和低价的医疗保健服务，满足了大多数农民的基本卫生需求，大幅提高了广大农民的健康水平和预期寿命，有效提高了劳动生产率，一定程度上推动了当时农村经济的发展，因此被世界卫生组织和世界银行称为"发展中国家群体解决卫生经费的唯一范例"，拥有"第一次卫生革命"的美誉。但其也存在资金筹集比率、补偿比率和范围等具体政策的测算科学性不足的问题（王红漫，2004）。同时，世界银行也指出中国需要改变卫生保健战略，从根本上重新评估向初级保健和预防性保健服务提供资金的政策、价格和鼓励措施在指导使用和提供医疗保健服务方面的作用以及医疗保险的基础和条件等，从而减轻慢性病对老年人的影响（世界银行，1994）。

这一阶段的巨大成就很大程度上归功于毛泽东1965年的最高指示"把医疗卫生工作的重点放到农村去"，[1] 体现为政府对群体预防活动的导向性支持以及基本医疗服务对于农民的广泛可及性。

二、解体与反复阶段（1979~2001年）

1978年党的十一届三中全会后，中国开始了从传统计划经济体制到市场经济体制的改革。农业生产由原本的集体所有集体经营体制转变为集体所有、家庭联产承包经营。这一变革在有效激励农业生产、提高农村生产力水平和增加农民收入的同时，也使得农村集体经济组织在完成土地分配后退出了直接农业生产领域，集体积累减少，经济实力下降，无法再作为农村合作医疗制度的供给主体，在组织管理和资金提供方面有效承担公共事业责任。同时，政府对合作医疗制度投入不足，政策不稳或相互矛盾，缺少合理的法律规范、卫生政策和卫生组织；农民对合作医疗不信任；合作医疗因抗风险能力差、保障程度低而无法满足农民多元化的医疗需求，吸引力不足。由于上述因素的共同作用，传统农村合作医疗制度迅速解体。我国实行合作医疗的行政村由顶峰期的90%降至1985年的5%、1989年的4.8%，自费医疗重新成为农民的主要医疗形式。

但农民相对低下的医疗支付能力与日益提高的医疗费用这一农村社会突出矛

---

① 资料来源：佚名. 从赤脚医生到健康中国的医疗变迁史［EB/OL］. http：//med. china. com. cn/content/pid/146587/tid/. 2019－9－15.

盾，又导致自费医疗无法有效满足农民的医疗服务需求，农民的因病致贫和因病返贫现象逐渐凸显。自改革开放以来，虽然农民收入随着国民经济持续发展大幅提高，名义人均年度净收入由 1978 年的 133.6 元增加到 2001 年的 2366.4 元，但城乡收入差距不断扩大（见图 3 - 1），城市居民的人均可支配收入与农村居民的人均纯收入之比 1978 年为 2.57∶1，1985 年为 1.85∶1，1994 年为 2.86∶1，2001 年为 2.90∶1。① 同时，医疗费用的上涨幅度远高于农民收入的增加幅度。如 1990 ~ 1998 年门诊病人医疗费年平均增长 25.9%，其中药费年平均增长 24.5%；住院病人医疗费年平均增长 23.7%，其中药费年平均增长 22.0%。② 而同期农民人均纯收入的平均增长幅度只有 13.6%。③

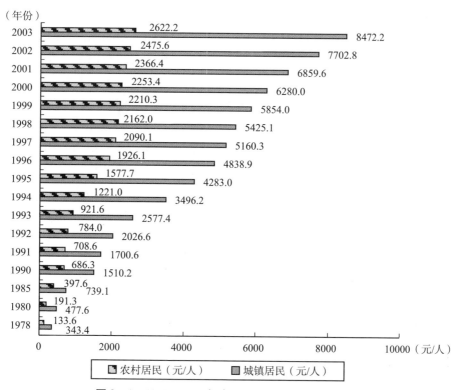

图 3 - 1　1978 ~ 2003 年我国城乡居民收入变动趋势

资料来源：国家统计局农村社会经济调查司. 中国农村统计年鉴（1979 ~ 2004 年）［M］. 北京：中国统计出版社，1980 ~ 2005.

①③　资料来源：笔者根据《中国统计年鉴》数据计算。

②　笔者根据《1997 ~ 2001 年我国卫生事业发展情况简报》整理。

20 世纪 90 年代以来，政府致力于恢复和重建农村合作医疗制度，即"第二次合作医疗"。1990 年，卫生部、国家计委、国家环保局、我国爱卫会提出农村地区"2000 年人人拥有卫生保健"的各方面最低指标，其中"集资医疗覆盖率"在经济发达和不发达地区分别实现 60% 和 50%。1993 年，中共中央在《关于建立社会主义市场经济体制若干问题的决定》中，提出"发展和完善农村合作医疗制度"。《关于国民经济和社会发展"九五"规划和 2010 年远景目标纲要》（1996）和《关于卫生改革与发展决定》（1997）等文件都强调了合作医疗的重要作用，后者更明确提出"力争到 2000 年在农村多数地区建立起各种形式的合作医疗制度，并逐步提高社会化程度，有条件的地方可以逐步向社会医疗保险过渡"的目标。同年国务院批转了《关于发展和完善农村合作医疗的若干意见》，强调农村合作医疗制度适合我国国情。

第二次农村合作医疗的具体形式及政策在各地间差异较大，与前一阶段相比，具有以下两个方面的显著不同：第一，保障重点方面，与前一阶段的侧重基本卫生医疗保健服务不同，各地有侧重保小病、不保大病的"保小不保大"模式，有侧重保障大病、重病的"保大不保小"模式，有保障程度较高的"保大又保小"模式等；第二，政府责任方面，虽然政府与前一阶段相似，仍仅停留在导向性支持的层次，但集体经济组织则不再像此前那样完全承担物质支持或组织管理等职能，改为适当扶持、资助，农村合作医疗的经济来源变为以个人投入为主（李华，2007）。

虽然政府几经努力，但由于国家有关政策间的相互冲突，基层组织与管理者积极性的下降，医疗卫生体系从原本低价格水平的运行变成了高价格水平的运行（谢红莉，2010），同时，集体经济组织丧失了作为农村合作医疗制度供给主体的经济基础，而农民相对低下的医疗支付能力又决定了其无法代替成为有效的新制度供给主体等诸多原因，农村合作医疗实质上变成了无法实现人人参与的地方政府提供的垄断医疗保险，最终在新型农村合作医疗出现前已经名存实亡，1998 年其行政村覆盖率仅为 6.5%，[①] 相反农村自费医疗人群占全体农民比重达到了 87.44%。[②]

三、重建与创新阶段（2002 年至今）

改革开放和不断深化的市场经济建设，在取得国家经济发展、国民生活水平

---

① 黄庆杰，占绍文. 我国农村医疗保障政策执行困难的政策分析 [J]. 学术探索，2003（4）.

② 王保真. 我国农村合作医疗制度的发展和完善 [J]. 中国卫生经济，2000（12）.

提高等诸多成就的同时，也造成了城乡居民收入差距扩大、医疗费用的上涨幅度远高于农民收入的增加幅度等经济社会不均衡现象，并且长期以来上述趋势不仅未得到有效遏制，反而自 2003 年后表现得更为严重，如 2003 年城乡收入差距比值达到 1978 年以来的最大值 3.23:1。① 这导致了农民相对低下的支付能力与日益提高的医疗费用这一农村社会突出矛盾更为凸显，农民因病致贫、因病返贫、贫病交互影响的现象更为严重。中国农村人均卫生费用从 1990 年的 38.8 元提高到 2003 年的 274.7 元，31.4% 的农民患病采取"自我医疗"方式，33.4% 的贫困农民是因疾病和损伤造成。② 2004 年卫生部副部长朱庆生在新闻发布会上透露："有 40%~60% 甚至更高比例的农民因病致贫、因病返贫"。这一现象的根本原因是我国医疗服务市场的过度市场化和商业化，同时，农民缺少基本医疗保障。因此，无论是为保障广大农民的生命健康和利益，提高农业劳动生产率，发展农村经济、国家经济，还是为排除中国社会稳定发展的可能隐患，客观上都要求加强农村公共卫生制度的建设，以满足农民的医疗卫生需求。③

因此 2002 年以来，政府多次下发文件及颁布法案以再次重建农村合作医疗制度，即"新型农村合作医疗"。它是相对我国 20 世纪 80 年代以前的传统农村合作医疗模式而言，由政府组织、引导、支持，农民自愿参加，个人、集体和政府多方筹资，以大病统筹为主的农民医疗互助共济制度。

（一）发展目标及情况

在发展目标上，新农合遵循先行试点，取得经营后逐步推广，最终基本覆盖我国农村居民的步骤。2002 年发布的《中共中央、国务院关于进一步加强农村卫生工作的决定》提出，在今后 8 年内，我国农村基本建立起适应社会主义市场经济体制要求与农村经济社会发展水平的农村卫生服务体系和农村合作医疗制度，到 2010 年，实现每个农民都能享受到初级卫生保健的目标。2005 年党的"十一五"规划中，明确了社会主义新农村建设的基本任务包括建设农村基本医疗服务体系与基本建立新型农村合作医疗制度。2007 年、2008 年卫生部和财政部又先后联合下发了《关于做好 2007 年新型农村合作医疗工作的通知》和《关于做好 2008 年新型农村合作医疗工作的通知》。

我国新型农村合作医疗发展十分迅速，至 2013 年底，我国参合人数已达到

---

① 资料来源：根据《中国统计年鉴（1979~2004）》数据计算。

② 资料来源：2003 年国家卫生服务调查。

③ 温家宝批示：建立新型农村合作医疗，解决 9 亿农民的看病问题，直接关系广大农民的健康和利益，关系农村实现小康宏伟目标，2004 年 7 月（资料来源：佚名.2008 年新型农村合作医疗制度基本覆盖全国 [EB/OL]. http://www.china.com.cn/txt/2007-09/05/content_8805113.htm.2007-9-5.）。

8. 02 亿人，参合率为 98. 70%（见表 3 – 1），已基本上覆盖全部农村居民，实现了农村合作医疗保险制度的目标。

表 3 – 1　　　　　　　　2004～2015 年我国新型农村合作医疗发展情况

年份	参合人数（亿人）	参合率（%）	基金支出		补偿支出受益人次	
			总额（亿元）	环比增长（%）	总人次（亿人次）	环比增长（%）
2004	0. 80	75. 20	26. 37	—	0. 76	—
2005	2. 36	75. 66	61. 75	134. 17	1. 22	60. 53
2006	4. 10	80. 66	155. 81	152. 32	2. 72	122. 95
2007	7. 26	86. 20	346. 63	122. 47	4. 53	66. 54
2008	8. 15	91. 53	662. 31	91. 07	5. 85	29. 14
2009	8. 33	94. 00	922. 90	39. 35	7. 59	29. 74
2010	8. 36	96. 00	1187. 80	28. 70	10. 87	43. 21
2011	8. 32	97. 50	1710. 20	43. 98	13. 15	20. 98
2012	8. 05	98. 30	2408. 00	40. 80	17. 45	32. 70
2013	8. 02	98. 70	2909. 20	20. 81	19. 42	11. 29
2014	7. 4	98. 9	2890. 4	– 0. 65	—	—
2015	6. 7	98. 8	2993. 5	3. 57	—	—

注：部分城市因统一实行城乡居民基本医保制度，2011 年至今，新农合参合人数逐年减少。

资料来源：我国卫生事业发展统计公报（2004～2011）［EB/OL］. 中国政府网. 我国卫生和计划生育事业发展统计公报（2012～2015）［EB/OL］. 中国政府网. 其中，2014 年、2015 年未公布补偿支出受益人次，笔者整理计算。

（二）制度要点

1. 筹资机制

筹资机制是新农合稳定运行和持续发展的前提与保证。新农合的筹资基本原则是以支定收，略有积累，采取农民自愿缴纳、集体扶持、政府资助的筹资政策。新农合的筹资渠道主要包括个人缴费、各级财政投入、乡镇经济组织的扶持、基金投资收益四块。但其筹资机制存在自愿参与原则与社会保障强制性的矛盾，同一缴费标准与农民不同收入水平的矛盾，集体经济组织改制与筹资结构稳定的矛盾，农民个人筹资收缴模式与筹资成本的矛盾（程毅，2012）。

就筹资方式，新农合开展至今，各地进行了许多改革探索，主要有：上门收取式、协议式（由指定机构与农民签订由该机构为其代扣代缴保费）、赠券式（赠券可抵扣次年的个人保费）、代扣补贴式（将农民享受的优惠补贴统一抵扣保费）等。如重庆黔江区在缴费模式上采取了集中筹资、定点筹资、滚动筹资、"三定"筹资与协议筹资五种方式。江苏省的新农合筹资方式有专人上门收缴式、滚动式筹资、"三定"式筹资。其中滚动式筹资指在基层医疗机构设立新农合筹资窗口，参合农民可一次缴纳一年保费或数年保费。与传统筹资方式相比，滚动式筹资降低了筹资成本，方便农民参合，可操作性强，制度优势明显，但也延长了筹资周期，会影响新农合基金的使用以及持续性。"三定"式筹资是指居民在规定时间、规定地点和规定缴费标准缴纳参保费。该筹资方式的筹资成本较低，筹资效率较高，但顺利实施的关键在于如何确定合理的缴费时间、地点和标准。

就筹资期，各地起止时间不同。主要有：采用试点起始日后的一定期间；每年年初的一定期间；每年年末的一定期间；年中农民收入比较集中或集中返乡的时间段等形式。

就筹资标准，各地差异较大，但总体呈现出稳步提高的趋势。2011 年 12 月 27 日，卫生部在新闻发布会上透露，2012 年新农合大幅提高筹资标准，人均筹资水平为约 300 元，其中各级政府财政补助标准为人均年 240 元，到 2015 年进一步提高到人均年 360 元以上，个人缴费标准也适当提高；同时，卫生部门进一步提高新农合保障水平；新农合政策范围内住院费用报销比例为约 75%，最高支付限额不少于我国农民人均纯收入的 8 倍，且不少于 6 万元。

2. 补偿政策

新农合的补偿模式与筹资机制紧密联系。就补偿模式，各地同样进行了许多改革探索。陈华、申曙光（2014）将广东省各地新农合补偿模式分为四类。其一为以佛山市顺德区为代表的门诊补偿模式，参合居民在承办医疗机构就诊时，在交纳 1 元挂号费和 3 元诊金后，可享受《顺德区城乡基本门诊合作医疗药品目录》所包含的 500 余种药品费用 80% 的减免，个人只需负担剩下的 20%；其中，中药方剂 5 元 1 剂封顶，每次最多开 3 剂，超出部分需由个人全额负担。该模式的优点是门诊费用下降明显，参合居民的就医便利性提高，医保制度对居民的吸引力增加，更好体现了医保制度的福利性；基层卫生资源利用程度提高，有利居民树立"小病去社区门诊、大病去医院治疗"的正确就医观念，从而改善过度医疗现象。缺点是居民对医保制度的保障水平期望值过高，药品目标完善程度和覆盖面有待进一步完善，服务水平有待提高。其二为以广州番禺区为代表的住院加门诊补偿模式，该模式基于当地城乡合作医疗制度，再建立补充合作医疗，由医院同街道建立合作医疗关系，参加补充合作医疗的居民所发生的门诊及住院就诊费用可在原城乡合作医疗报销的基础上上享受 50% 的不封顶报销。该模式的优点是提高了门诊服务利用率和门诊资金的抗风险能力；缺点是按比例报销时，手续烦琐。其三为以潮州市为代表的住院加门诊家庭账户的补偿模式，在新农合账户中单设家庭门诊账户，将门诊费用纳入补偿范围。该模式的优点是受益面扩大，农民参合积极性提高，也能控制门诊费用的支出；缺点是家庭账户的设立会造成新农合资金在家庭账户内的沉淀，导致新农合基金互济性下降。其四为以梅州市为代表的住院加正常分娩的定额补偿模式，在住院补偿的基础上，对符合计划生育政策的住院分娩费用实行定额补助。该模式的优点是参合农民的满意度显著提高，补偿的针对性较强，管理费用开支也较为便利。

实践中部分地区还提供不同形式的基本医疗服务包以促进不同人群对基本卫生服务项目的均等化利用。如宁夏银川、固原两市向居民试点提供五级基本医疗卫生服务包：其中 1~3 级服务包包括由乡镇卫生院和村卫生室共同为辖区居民免费提供的计划免疫、健康管理等 10 类 40 项公共卫生服务；4 级服务包包括由村卫生室为参合居民提供的 30 种一般性疾病和 74 种基本药品的门诊治疗，参合居民只需在每次就诊后缴纳 1 元药事费即可免费获得服务包范围内的处方药品、注射治疗等医疗服务，每次拿药最高限额 15 元；5 级服务包在 4 级服务包基础上，再按成本提供 83 种疾病和 121 种药品的基本医疗服务（李林贵，2010）。

就付费方式，不同地区的新农合有较大差别。部分地区如陕西、云南等省（区、市）采取按病种付费方式，具体做法有按病种最高限价、按病种定额补偿、按病种定额付费等。其中最常见的是单病种定额付费，首先确定不同医疗机构中农民的某种住院疾病的平均费用，再将其划分为新农合补助与个人自付部分，从而促使医院节约成本，减少不必要医疗支出。部分地区如重庆市黔江区、江苏省镇江市等地采取按人头付费方式。黔江区基于各区域所辖参合人数、参合农民利用卫生服务能力和基层医疗机构的服务提供能力，按参合人数向基层医疗机构支付新农合门诊补偿基金。① 镇江市对社区门诊实施以人头为核心的总额预算管理结算方式，基于各社区的就诊人数、慢性病管理人数、健康档案建立及签约人数确定总额预算指标，如年度中增加了慢性病管理人数、健康档案建立人数，则年

---

① 重庆市黔江区人民政府办公室．刘承升同志在全区新型农村合作医疗工作会议上的讲话［EB/OL］．http：//www. qianjiang. gov. cn/show/169/19/4577. html.

终再根据实际人数给予补偿。在该支付方式下，支付金额涉及"签约人头、就诊人头和慢性病人头"。[①]

2012年8月30日，国家发展和改革委员会、财政部、卫生部、人力资源和社会保障部、民政部及保险监督管理委员会六部委联合公布了《关于开展城乡居民大病保险工作的指导意见》。城乡居民大病保险是基本医疗保障功能的拓展和延伸，保障对象为城镇居民医保、新农合的参保人，在基本医疗保障的基础上，再对大病患者发生的高额医疗费用给予进一步补偿，所需资金来自城镇居民医保基金或新农合基金，以更好地解决人民群众"因病致贫、因病返贫"的突出问题。

3. 组织管理

就组织管理，在中央政府层面，国务院下设新农合部际联席会议，对接财政部、卫生部、农业部、民政部、国家发展和改革委员会、人事部、食品药品监督局、保监会等相关部门，具体事务由新农合部际联席会议办公室负责；在省（区、市）级、地（市）级政府层面，成立由财政、卫生、农业、民政、审计、扶贫等政府部门组成的新农合医疗协调小组，负责新农合的有关组织、协调、指导工作；在县级政府层面，成立由有关部门和参合农民代表组成的新农合医疗管理委员会，委员会下设县级新农合医疗经办机构，负责具体业务工作。谷义（2009）认为新农合基金封闭运行的关键环节是设立新农合医疗制度基金财政专户、资金收入专户、资金支出专户这三个财务专用账户。其中，基金财政专户是设在县级财政局，用于监督各项资金是否及时统筹完成、划拨到位；资金收入专户，也称作临时资金收入专户，用于暂时收存个人、家庭的缴费；资金支出专户，用于按照规定的时间及补助办法，形成月度新农合资金支出计划明细报表，在报经县卫生局和财政局后，通过银行向新农合定点医疗机构逐月划拨资金。

如广东省各地新农合管理模式可分为主要三类：其一是以云浮市为代表的卫生部门管理模式，卫生部门同时管理新农合制度和医疗服务机构，该模式在方案上采取分档次、积分制、优惠检查费用等设计。优点是便于上级部门管理，卫生部门能够综合运用行政和经济手段，可以较好地规范医疗服务机构行为和控制医疗费用；方便农民报销，减少经办成本；调动农民的参合积极性。缺点是主管部门工作量大；管理人员的专业化能力较差，培训费用会较高。其二是以广州市番禺区为代表的政府和商业保险公司合作模式，该模式采取收支、管用、账款、用

拨四块分离的运行机制；当地卫生局通过合法招标，委托中标的保险公司管理新农合基金，保险公司管理人员的薪酬由当地财政支付；保险公司按照新农合基金的相关支付、划拨、审核和运作方面的具体要求，开设银行专户，实行专款管理，不能利用基金获利，需定期向区人大、政府和监督管理委员会汇报情况；当地审计局会同财政局定期对新农合基金的收缴、使用进行审计监督，并向社会公布。优点是通过政府与商业保险公司的合作，政府职能可以专注于对新农合基金的管理和监督；利用保险公司的专业技能、经验，降低管理风险和运作成本，一定程度上可遏制医疗费用的过快上涨，利于基金的风险控制。缺点是保险公司追求盈利的根本目的可能会影响新农合运行工作的有效性。其三是以佛山市南海区为代表的社保部门城乡一体化管理模式，面向农民和未参加职工医疗保险的城镇居民设立"城乡居民基本医疗保险"，当地社保部门下设"城乡居民基本医疗保险工作领导小组"，设置专职保险工作人员。优点是能充分利用现有社保中心，实现公共资源共享，节省管理成本；缺点是社保部门作为第三方付费，约束医疗行为的效果较差。

就监管机制，新农合按承办主体性质可分为政府型与企业型。政府型是由新农合医疗管理委员会等政府主管部门及其下设机构承办相关运营事务。企业型是指由商业保险公司等企业承办相关运营事务，新农合医疗管理委员会及其下设机构负责监督管理等职责。由于在实际运营中，主要涉及对新农合的决策、监督、协调和基金经营管理权等权力，有学者提出根据权力的行使主体，可分为三种监管模式：其一，新农合基金的经营管理权归属政府主管部门的下设机构或非营利性的保险组织，新农合的决策、监督、协调权归属其他组织，其他相关方还有医疗服务机构、基金持有者及参合农民；其二，新农合的决策、监督及基金经营管理权归属新农合医疗管理委员会，其他相关方还有医疗服务机构、基金持有者及参合农民；其三，新农合基金的经营管理权归属医疗服务机构，其他相关方还有新农合医疗管理委员会、基金持有者及参合农民（王红漫，2006；程漫，2012）。

2014 年 7 月 9 日，李克强同志在国务院常务会议上部署五项措施以加快发展现代保险服务业。其中特别强调，要促进保险与保障紧密衔接，将商业保险建成社会保障体系的重要支柱，支持符合资质的保险机构参与健康服务业整合，鼓励开发多样化的医疗、疾病保险等产品；要通过保险推进产业升级，创新保险支农惠农方式，支持保险机构提供保障适度、保费低廉、保单通俗的"三农"保险产品。最终在提升全社会保险意识的背景下，以改革为动力，加快发展现代保险业，提供优质、丰富的保险产品和服务，既助推经济发展，又助力民生改善。

（三）新农合实施过程中的问题

新农合制度建立至今，在取得一定成绩的同时，也在筹资机制、补偿政策、运行及监管方面暴露出一些问题。

1. 筹资机制方面

总体筹资规模过小，筹资标准过低。没有充分挖掘居民的筹资潜力（刘利，2012；刘畅，2015）。新农合采取与传统农村合作医疗的相同筹资标准——水平公平标准，即农民缴纳"人头费式"同等金额的参合费用，个人不同收入水平与同一缴费标准存在矛盾，是形式上的公平和实质的不公平（程毅，2008；任苒等，2009；刘雅静，2010）。

对参合农民的筹资主体地位关注不够、支付意愿重视不足，没有以农民收入为依据进行动态交费设计，缺少个人缴费的有效激励机制。当前新农合制度的参合率迅速提高，原因之一就是农民的真实支付意愿远高于其缴费金额，但长期来看，如果参合农民得到的医疗服务消费补偿金额远低于其预期值，会激励农民采取自身利益最大化的行为，导致新农合制度难以实现长期的财务平衡，破坏制度的持续性（陈华、申曙光，2014）。

筹资顺序不科学。2007年之前新农合的筹资顺序表现为农民出资在前、各级政府财政配套投入在后，这容易提高农民参合的随意性，不利于筹资机制的稳定性；2007年后中央政府为了充分调动地方政府推进新农合制度的积极性，将新农合中央资金以预拨款的形式下拨给地方政府，而地方政府为了顺利获得该项预拨款和及时完成收缴农民保费的任务，很多时候会帮参合农民垫付保费，这又会导致新农合筹资上的系统性风险（程毅，2012；刘畅，2015）。

各级财政筹资责任划分不合理。郭振宗（2008）认为缺少财政投入的有效保障机制，各级财政筹资比例偏低；中央和地方财政筹资责任的划分缺少有力的现实依据和硬性规定，市、县级财政间的出资责任划分不清、规范性差、随意性大，如山东省多地的县级财政承担比例过高，要高于市级财政。毛翠英（2011）基于泰尔指数（Theil index，TI）测算结果，认为新农合财政专项补助资金分配缺乏宏观公平性，区域间差异较大，各区域的内部公平性水平与其经济发展水平相反；各级政府间新农合公共筹资责任的划分，未遵循财政支出责任与事权划分相对应的基本原理，未基于新农合受益范围大小及其受益的外溢程度，而仅以行政权力为依托人为构造了自上而下的公共责任分摊机制，公共资金负担向基层财政（特别是县级财政）集中趋势明显。

筹资成本过高。刘畅（2015）调查发现，参合农民人均筹资成本约占医疗基金的 12% ~ 15%，即筹得人均 10 元医疗基金的成本高达 1.2 ~ 1.5 元。部分地区的新农合由基层农村干部或医务人员组成筹资工作小组，分村包户上门收取农民保费，耗费的人力、物力和财力非常可观，影响筹资工作的持续开展（程毅，2012）。

2. 补偿政策方面

统筹资金用途不合理。新农合只负责大病统筹而不保障小病，未保障农民首先关注的常见病、多发病和地方病的预防和治疗，会产生以下负面后果：未起到重视基本医疗卫生的预防保健功能；过分强化医疗服务机构的地位，导致资金、技术、人才向大型医疗机构转移，不利于农村基层卫生事业的发展（程毅，2012；刘畅 2015）；有悖于满足多数人利益最大化的政策目标，会诱发农民"小病大治"（刘畅，2015）。李佳（2017）认为相比"看病难"，农民更关注"看病贵"。"看病难"主要表现在重大疾病治疗，归因于乡镇医疗机构卫生资源稀缺，县级医院大病诊疗能力有限，市级及市级以上医院医疗资源紧张。"看病贵"主要表现在大病诊治费用高，实际报销水平低。虽然新农合促进了低收入群体的医疗服务利用，改善了医疗服务利用不平等的情况，提高了医疗服务利用效率，但医疗服务仍未能以需求为导向进行资源配置，收入水平仍是医疗服务利用不平等的主要影响因素；仍需扩大补偿范围，深化补偿深度，并树立健康风险管理理念，将强调疾病治疗转变为疾病预防。

受益面不均衡。受益面在地区和城乡之间均表现出一定的不均衡性，其中地区分布上表现为东部最好，西部最差，中部居中（毛翠英，2011）。同时，新农合下我国医疗服务存在显著的"一高一低"问题，"一高"指在城乡居民收入差距较大的背景下，虽然城乡居民在消费类似医疗服务时面临相近的医疗费用，但农民的医疗费用负担会相较城镇职工和居民更高；"一低"指相比城镇职工和居民，农民的医疗保障水平明显偏低（李佳，2017）。

补偿标准不合理。在新农合总体筹资水平过低的背景下，许多地区为保障收支平衡，限制报销范围，个人实际支付的医疗费用远高于 [总医疗费用×（1 - 报销比例）]（叶小兰，2017）。报销比例的区段划分依据主要是统筹资金总量即各区段发生的医疗费用金额，再按照逐段递增原则确定各区段的报销比例，并未考虑大多数农民次均医疗费用在各区段的发生频率，区段划分依据、标准的科学性差（郭振宗，2008）。新农合补偿范围和比例的局限性，会导致新农合较低的支付收益率，进而影响农民对医疗保险的消费选择（刘畅，2015）。

报销政策的引导、分流作用不明显。由于参合农民的真实支付意愿远高于其缴费金额，导致道德风险，农民倾向选择更高等级的医疗服务机构就诊，该行为严重偏离新农合制度的最初设计，破坏制度的可持续性（陈华、申曙光，2014）。郭振宗（2008）发现山东省某些地区虽然新农合政策规定县级医疗机构住院的报销比例为乡镇卫生院的90%，但当地多数农民仍选择在县级以上医疗机构就诊，除了乡村医疗机构医疗水平及服务质量不高的原因外，也因新农合设置的报销政策的引导、分流效果不明显。李林贵（2010）认为基本医疗卫生服务包的设计不尽合理，不符合基层卫生机构的实际情况，包含的公共卫生服务项目过多，超过基层卫生机构的提供能力或者不好具体执行；不能满足贫困地区居民医疗服务要求。

3. 运行及监管方面

监管机制不完善。对于新农合制度，一方面政府承担立法、执法、监督的过多职能，政府监督成本过高、效率偏低；另一方面对政府有关部门的有效监督机制不够完善，缺乏农民自主监督机制，农民参与监督力度不够，导致监督缺位，违规成本较低，政府、医疗机构和农民之间利益失衡。刘畅（2015）认为大多数各级政府并未做好新农合基层质量管理，将每年的新农合筹资收费标准和参合指标作为工作重点，其中县、乡、村会通过责任书形式考核基层干部的新农合组织管理绩效。实践中部分地区的村干部为了完成参合指标的考核，出现了挪用公款和借款垫资的情况；或者依靠行政措施提高参合率。

4. 新农合基金的财务可持续性方面

新农合制度在可持续上做得还不够（丁少群，2006）。宋世斌（2006）认为农民对新农合的需求会受到新农合补偿政策变化的影响，农民会根据成本－收益的比较分析来修正预期，改变参合行为，而新农合的制度设计并不能适应社会的长期发展变化。毛翠英（2011）调查发现部分地区新农合风险基金计提与管理不合理，部分地区未建立风险基金制度，缺乏应对突发风险的能力；部分地区基金超结余，未实现最大效率；部分地区出现基金亏损。

四、农村基本医疗保障制度的变迁动因及表现

我国农村基本医疗保障制度自中华人民共和国成立后已历经七十余年三个阶段的变迁，变迁的动因有内在和外在之分，其中内在动因是制度变迁的根据，表现为经济制度与生产力发展的内在矛盾、医疗保障体制与产权制度和经济体制的内在矛盾；外在动因是制度变迁的条件，表现为多种主体、多种预期与多种因素共同综合作用的结果。

　　我国农村基本医疗保障制度在不同阶段间存在着必然联系，表现为以下四点：第一，性质方面，都属于农村医保制度，具有社会保障的互助共济的性质，以提高农村卫生医疗保障水平为根本目的；第二，参与主体和保障主体方面，都是医疗卫生条件相对落后的我国农村地区的居民；第三，管理机制方面，行政主管部门基本都为各级卫生行政部门，且参合农民拥有一定的参与管理、监督的权利；第四，医疗服务的供给者方面，都以县、乡、村"三级预防保健网"为依托。但农村医保制度的变迁更表现为在诸多方面存在的根本区别（见表3-2）。

表3-2　　　　　　　　　　我国农村基本医疗保障制度不同阶段比较

项目	传统农村合作医疗阶段	第二次农村合作医疗阶段	新型农村合作医疗阶段
责任定位			
政府	导向性支持		直接的物质支持、组织保障
集体经济组织	直接物质支持或具体组织管理		适当扶持、资助
筹资			
筹资主体	集体、农民个人		政府、集体、农民个人
主要来源	集体经济组织	农民个人	政府
运作			
统筹层次	乡、村		县
抗风险能力	较弱		较强
透明程度	不高		较高
监督管理	缺失		各级政府建立监管组织
管理费用来源	医疗基金		政府财政
偿付			
保障重点	基本卫生医疗保健服务	各地不同	大病统筹为主
医疗服务提供	多数仅局限于村卫生室或乡卫生院		村、乡、县及以上各级医疗机构
医疗救助	无		民政部门承办

　　资料来源：笔者根据有关文献整理。

相比前两个阶段，新农合制度在筹资、运作、偿付等八个方面有不同程度的发展、创新和完善。

第一，制度环境方面，传统制度是在"政社合一"的人民公社体制下建立的，人民公社为当时的医疗保障制度提供了组织资源和财力支持，配套的是"三位一体"的卫生管理体制，而新农合制度是在市场经济的体制下建立的，农村集体经济已与农民个人的生产、分配分割，医疗服务的供方与新农合管理体制分割，新农合经办机构需要在政府、参合农民、医疗服务供方这三方间建立合理的社会保险制约关系。

第二，参加原则方面，不像传统制度并未完全执行"自愿"原则，而是切实落实、维护了"自愿"参加原则。

第三，政府责任方面，不像在传统制度下政府仅停留在导向性支持的层次，不承担直接的物质支持或具体的组织管理，而是加大政府责任，强调了中央、省（区、市）、地（市）、县（市、区）各级政府在资金筹集、组织管理、运行监督以及信息供给等方面的责任，即需承担直接的物质支持、组织保障职能。

第四，筹资政策方面，不像传统制度是个人、集体两方筹资，而是采用个人缴费、集体扶持与政府资助三方结合的筹资机制，筹资渠道多元化，其中政府资助和个人缴费占更大比重。

第五，偿付重点方面，不像传统制度仅侧重提供基本的卫生医疗保健服务，而是按健康保险的原理对发生率较低但医疗费用较高的疾病进行保险，即以大病重病医疗经济保障为主。

第六，社会化程度方面，其覆盖范围不像传统制度以"生产队""公社"、村为单位那样狭小，而是在我国统一的政策目标和要求下，各地分别以县为单位制定具体管理模式、补偿标准和办法，扩大了统筹范围，风险共同承担，大幅提高了统筹层次和社会共济程度。

第七，运作模式方面，不像传统制度由卫生部门单独主管，未考虑制度效率、缺少控制"过度医疗消费"的机制，而是要求省（区、市）级政府制定实施办法，县制订具体方案，由财政、卫生、农业、民政、审计等相关部门成立协调小组，强化了综合管理、政策制定及经费投入等方面的管理和监督机制，采取具备免赔额、共同保险和限额特征的保障模式，以规避可能的道德风险和逆选择问题。

第八，对医疗服务供方的选择和管理方面，传统制度下医疗服务只能由"赤脚医生"、乡、村两级的卫生室和乡镇卫生院提供，制度管理方和医疗服务供方同处于农村集体的统一管理、财务支持和监督下，新农合经办机构可在市场竞争机制下选择医疗服务供方，从而在经办机构、医疗服务供方和参合农民间形成三角制约关系。

第二节　我国城镇居民医疗保障制度的建构进程

一、城镇居民医疗保障制度的建立背景

20 世纪 80 年代，我国的传统劳保医疗制度和公费医疗制度逐渐失去了自身的存在基础。此后，政府多次下发文件及颁布法案以逐步推动覆盖全部城镇居民的医疗保障制度的建构。

经历了 1994 年江苏省镇江市和江西省九江市的两处试点后，1998 年 12 月 14 日，国务院召开我国医疗保险制度改革工作会议，发布《国务院关于建立城镇职工基本医疗保险制度的决定》，在我国范围内推行"统账结合"的城镇职工医疗保险制度，目标是覆盖城市企业、事业单位、机关单位、社会团体、民办用人单位的就业和离退休人员。乡镇用人单位的从业人员是否参保，由所属地区政府决定。城镇职工医保制度的医疗保险费用由用人单位和职工个人共同缴纳，其中用人单位缴费费率约为工资的 6%，职工个人缴费费率约为工资的 2%，用人单位和职工缴费率均可相应调整。该制度设有用于住院治疗的统筹基金和用于门诊治疗的个人医疗储蓄账户，前者用于大病统筹，后者可以积累和继承。职工所缴保费，全部纳入个人账户，用人单位所缴保费的 30% 纳入个人账户，70% 计入统筹基金。

2003 年 5 月 26 日，我国政府发布《关于城镇职工灵活就业人员参加基本医疗保险的指导意见》，要求灵活就业人员也应纳入基本医疗保险体系。

2004 年 5 月 28 日，《关于推进混合所有制企业和非公有制经济组织从业人员参加医疗保险的意见》出台，要求通过建立社会统筹基金或是对大额医疗费用进行补助的方式，将混合所有制企业和非公有制经济组织从业人员也纳入职工基本医疗保险，主要降低这部分从业人员的大病医疗风险。

2005 年 4 月 25 日，卫生部发布了《关于建立城市医疗救助制度试点工作的意见》，明确开展城乡医疗救助工作，由中央政府和省（区、市）级政府共同出资，将城市医疗救助制度作为我国社会保障制度的重要组成部分，以向最贫困人

口和最弱势群体提供经济救助。

2006 年 5 月 16 日，劳动和社会保障部发布《关于开展农民工参加医疗保险专项扩面行动的通知》，要求各级劳保部门统一思想，提高认识，按照国务院 5 号文件的要求，以省会城市、大中型规模城市为重点，以农民工较集中的几个行业为重点，以与用人单位建立劳动关系的务工人员为重点，整体规划后分步骤实施，全面推进进城务工人员参加医疗保险的工作。

伴随城职保的全面实施和新农合的顺利推进，为数众多的城镇非就业居民一直未被上述社会医疗保障制度所覆盖，社会反响强烈。2006 年，中共中央十六届六中全会通过的《关于构建社会主义和谐社会若干重大问题的决定》提出"建立以大病统筹为主的城镇居民医疗保险"，作出了"将覆盖城乡居民的社会保障体系基本建立"作为"构建社会主义和谐社会的目标和主要任务"之一。2007 年 4 月，国务院启动城镇居民医疗保险试点工作。2007 年 5 月 21 日，国务院转批了《卫生事业发展"十一五"规划纲要》，指出要加强新农合建设，扩大城镇职工基本医疗保险制度的覆盖范围，做好城镇居民医疗保险制度的开展工作，同时完善城乡医疗救助制度和商业保险，逐步形成一个立体全面的医疗保障体系。

二、城镇居民医疗保障制度的实践情况

（一）发展情况

2007 年 7 月 10 日，国务院发布《国务院关于开展城镇居民基本医疗保险试点的指导意见》，全面部署试点工作，并对城居保的实施制定了 3 项主要原则：自愿参保；重点保障城镇非从业居民的大病医疗需求；中央确定基本原则和主要政策，地方制定参保范围、筹资水平等具体办法。国务院将 79 个城市作为 2007 年首批城居保试点城市，2008 年进一步增加 229 个试点城市，并于 2009 年在我国正式推开。城居保已成为我国全民医保制度体系的重要制度基础（国务院城镇居民基本医疗保险试点评估专家组，2011）。2007 年 9 月 8 日，卫生部部长陈竺公布了"健康中国 2020"计划，即"健康护小康，小康看健康"的三步走战略及相关的行动计划。第一阶段到 2010 年，初步建立覆盖城乡居民的基本卫生保健制度框架，我国进入实施全民基本卫生保健的国家行列；第二阶段到 2015 年，我国医疗卫生服务和保健水平位于发展中国家的前列；第三阶段到 2020 年，实现人人拥有基本医疗卫生服务的重大战略目标，保持我国在发展中国家前列的地位，东部地区的城乡和中西部的部分城乡接近或达到中等发达国家的水平。该战

略是我国卫生系统贯彻落实全面建设小康社会新要求的重要举措之一，以提高国民健康为目标，以解决危害城乡居民健康的主要问题为重点，以政府为主导，努力促进公共服务均等化，动员全社会参与，切实加强对影响国民健康的重大和长远卫生问题的有效干预。

在党和政府的推动下，我国城居保发展十分迅速。我国参保人数 2007 年底为 4291 万人，2008 年底为 11826 万人，2009 年底为 18210 万人，2010 年底为 19528 万人，2011 年底为 22116 万人，2012 年底为 27156 万人，2013 年底为 29629 万人，2014 年底为 31451 万人，2015 年底为 37689 万人，2016 年底为 44860 万人，2017 年底为 87359 万人。城居保基金累计结存金额 2010 年底为 306 亿元，2011 年底为 497 亿元，2012 年底为 760 亿元，2013 年底为 987 亿元，2014 年底为 1195 亿元，2015 年底为 1546 亿元，2016 年底为 1993 亿元，2017 年底为 3535 亿元（见图 3 - 2）。

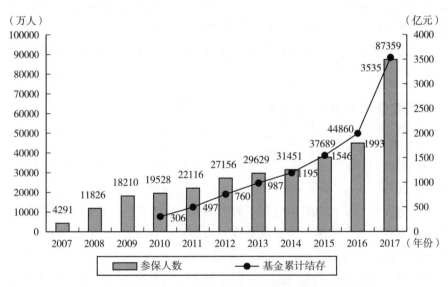

图 3 - 2　2007 ~ 2017 年我国城镇居民基本医疗保险发展情况

资料来源：中华人民共和国人力资源和社会保障部. 2007 ~ 2017 年我国人力资源和社会保障事业发展统计公报 [EB/OL]. http://www. mohrss. gov. cn/SYrlzyhshbzb/zwgk/szrs/tjgb/. （其中，2007 ~ 2009 年公报未公布基金累计结存金额）。

（二）制度要点

1. 参保范围

《国务院关于开展城镇居民基本医疗保险试点的指导意见》将城居保的参保

范围规定为"不属于城镇职工医疗保险制度覆盖范围的中小学阶段的学生（包括职业高中、中专、职业技术学校学生）、少年儿童和其他非从业城镇居民"。在2007 年首批试点城市实施中，各地对参保范围的具体规定并不相同，主要是对城镇居民中未参加城职保的灵活就业人员、劳动年龄未就业人员、不具有城市户籍的农民工及其子女、当地农村户籍居民以及在校大学生是否纳入参保范围的规定不同。2008 年 10 月，国务院办公厅发布《关于将大学生纳入城镇居民基本医疗保险试点范围指导意见》，明确将大学生也纳入城镇居民基本医疗保险试点范围。2009 年 3 月，《国务院关于印发医药卫生体制改革近期重点实施方案（2009 ~ 2011 年）的通知》进一步明确，积极推进城镇非公有制经济组织从业人员、灵活就业人员和农民工参加城镇职工医疗保险，灵活就业人员自愿选择参加城镇职工医疗保险或城镇居民医疗保险，参加城镇职工医疗保险有困难的农民工，可以自愿选择参加城镇居民医疗保险或户籍所在地的新型农村合作医疗。曾有学者研究认为城居保的高覆盖率掩盖了农民工等低收入群体实际参保率较低的情况（陈成文，2013）。但随着国家明确建立了覆盖全民的医保制度目标，各地也相应逐步扩大参保范围，城居保覆盖了全体城镇非从业居民。时至今日，除极少部分地区未将当地农民和不具有城市户籍的农民工纳入参保范围外，各地城居保都已将上述群体全部纳入。

2. 筹资机制

城居保制度的资金筹集实行自愿原则。2007 年的草案明确表述居民以家庭缴费为主，政府给予适当补助，其中政府补助来自中央、省（区、市）和地（市）三级政府。但因"家庭"一词缺乏准确定义，实践中难以把握，因此后续草案经修改审议，改为实行"个人缴费和政府补贴相结合"的模式。地方政府根据当地的经济发展水平以及成年人和未成年人等不同群体的基本医疗消费需求，并考虑当地居民家庭和财政负担能力，确定具体的筹资水平和地方政府补助水平。但中央政府规定了最低补助额度：2007 年规定各地政府补助不少于人均 40元，2008 年提高至不低于 80 元（其中，中央财政对中西部地区按人均 40 元给予补助），2010 年提高至 120 元；还按未成年人、老年人和从业居民等不同人群规定了不同政府补助标准和筹资标准。此外国家对个人缴费和单位补助资金制定税收鼓励政策。① 国务院城镇居民基本医疗保险试点评估专家组（2011）根据第一批 79 个试点城市数据，统计发现 2007 ~ 2010 年成年人平均筹资水平分别为 219

---

① 　资料来源：《中华人民共和国社会保险法》（中华人民共和国主席令十一届第三十五号）第二十五条。

元、231 元、242 元和 274 元，其中，各级财政补助分别为 74 元、94 元、97 元和 120 元，占筹资总额的比重分别为 34%、41%、40% 和 44%；学生儿童平均筹资水平分别为 101 元、111 元、124 元和 160 元，其中，各级财政补助分别为 56 元、80 元、86 元和 117 元，占筹资总额的比重分别为 55%、72%、69% 和 73%。[①] 2012 年，国务院印发《"十二五"规划期间深化医药卫生体制改革规划暨实施方案》，强调"十二五"规划期间更要重点做好城镇非从业人员的参保工作。到 2015 年，城镇居民基本医疗保险的补助提高到每人每年 360 元以上，个人缴费水平也相应提高。

3. 补偿政策

根据《国务院关于开展城镇居民基本医疗保险试点的指导意见》规定，城居保重点保障城镇非从业居民的大病医疗需求，基金重点用于参保居民的住院和门诊大病医疗支出。因此在城居保推行初期，大部分地区只保障参保居民的住院和大病门诊支出，但越来越多的地区将普通门诊支出也逐步纳入保障范围。2009 年 7 月 24 日，人力资源和社会保障部、财政部、卫生部发布《关于开展城镇居民基本医疗保险门诊统筹的指导意见》，其中指出有条件的地区可以增加门诊统筹的部分，扩大居民受益面，减轻人们的费用负担。新增门诊统筹部分要根据各地区的保障水平，从低水平做起，筹资水平要保持和本地的基本医疗保险水平相适应；门诊统筹可从多发疾病和慢性病做起；并探索门诊统筹的费用管理方式。2011 年 5 月 24 日，人力资源和社会保障部下发《关于普遍开展城镇居民基本医疗保险门诊统筹有关问题的意见》，决定普遍开展门诊统筹工作，指出应确立门诊统筹合理的保障范围和支付水平。关于门诊统筹的基金部分主要根据各地实际情况从居民医保基金中抽取。2011 年中央财政增加的补助部分也重点用于门诊统筹部分。2012 年的《"十二五"规划期间深化医药卫生体制改革规划暨实施方案》，强调到 2015 年城居保的全部统筹地区均实施门诊统筹，政策内报销比例提高到 50% 以上。对于城居保的补偿政策，有学者认为城居保制度为城镇非就业居民的社会保障提供了更多选择，因此，对于个人意味着帕累托改进（潘杰，2014）；但也有学者持相反观点，陈成文（2013）发现城镇居民医疗保险在报销比例和范围有限、居民自愿参保意愿不强烈、定点医疗服务机构的服务价格相对较高等问题，导致参保人员对城居保的不满意率高达 58.1%。

[①]　曹俊山. 上海城镇居民基本医疗保险制度评价与完善研究［D］. 复旦大学博士学位论文，2011.

第三节　我国城乡基本医疗保障制度的异同

目前，我国基本医疗保障体系由新农合、城镇职工医疗保险（以下简称城职保）、城镇居民医疗保险（以下简称城居保）和医疗救助四大类基本医疗保障制度组成。四种制度在保障对象、参保原则、筹资标准、补偿政策、经办机构等方面均存在明显区别（见表3－3）。

表3－3　　　　　　　　　我国基本医疗保障制度比较

项目	新农合	城职保	城居保	医疗救助
保障对象	农村居民	城镇就业人口	城镇非就业人口	城乡困难群体
参保原则	自愿	强制	自愿为基础，政府引导	自愿申请
筹资来源	各级财政与农民个人	财政或企业单位、职工个人	财政与居民个人	财政
筹资标准	按人头	按工资比例	按人头	—
统筹层级	区（县）	地（市）	区（县）	市级统筹
补偿范围	大病为主	门诊、住院费用	大病、住院为主	大病为主
报销药物目录	较窄	相对较宽	一般	较宽
保障水平	相对较低	相对较高	一般	相对较高
经办机构	卫生行政部门	劳动与社会保障部门	劳动与社会保障/卫生行政部门	民政局

资料来源：笔者根据有关文献整理。

其中，新农合和城居保制度在许多方面既有区别也有联系。

一、新农合和城居保制度的联系

根据新农合和城居保制度的推行情况，两者主要在以下五个方面表现出联系。

其一，保障实质相同。新农合和城居保两者实质都是政府资助下的互济性合作医疗保险，不属于纯粹的社会医疗保险。

其二，保障对象相似。新农合的保障对象是农村居民，城居保的保障对象主要是城镇无业居民，这两大群体的经济状况和社会地位较为接近，总体上都属于中低收入阶层和困难群体。秦立建、苏春江（2014）对农业户籍居民和非农业户籍居民的人口结构、就业结构和健康状况进行比较，发现两类居民在性别、年龄、婚姻方面无显著差异，但在受教育水平和家庭规模方面差异显著。相比非农业户籍居民，农业户籍人群总体受教育水平较低、家庭规模较大；流动性较强、劳动权益保障状况较差、接受过职业培训的人员较少、每年有酬工作时间较短、家庭人均年收入更加集中于 0～12000 元档次、正式员工占比较低；自评健康状况较差，情绪较好的比重较低，体重过低人数占比较高；在锻炼、是否吸烟及喝酒等方面的生活习惯更不科学和健康。

其三，参保原则相同。新农合和城居保均采取自愿参保原则，以家庭为单位参保。自愿参保给予城乡居民较大的自主选择权，体现政府尊重人民意愿、以人为本的执政理念，但也易导致逆向选择问题。具体表现为：低风险群体（年轻和健康人群）首先退保，使得新农合和城居保变成高风险群体的互保，可能引起医疗费用增加，进而筹资标准提高，又进一步促使低风险群体退保，恶性循环，最终保险制度瓦解。因此两者都采取整户投保的方式。但也有学者对此有不同观点，如叶小兰（2017）认为基本医疗保障是一个相对概念，其内涵会随经济社会的发展而不断调整，因此在基本医疗保障的不同发展阶段，各渠道的筹资比例也会不断变化。因此应尽快取消城乡居民基本医疗保障的自愿原则，通过强制方式筹资，确实无支付能力的居民享受政府提供的医疗救助。当前对基本医疗的定义不明确，导致社会保障和商业保险的保障水平和保障范围边界不清，未来商业健康保险应在非基本医疗领域发挥筹资作用。

其四，筹资渠道类似。新农合的筹资渠道由个人、集体和各级政府组成，城居保的筹资渠道由个人缴费、单位和各级政府补助组成。两者都采取了多渠道筹资机制，且基本缴费方式都为人均负担一定的相同金额。该缴费方式类似"人头税"，虽然一定程度上降低了管理难度，但未考虑到城乡居民个人和家庭收入及支出水平的差异，客观上会造成富裕群体保障程度高、穷困群体越穷越没有保障的结果，违背了社会保障制度应对贫困群体转移支付和缓解社会不平等的基本原则。

其五，保障范围接近。新农合基于大数概率，保障范围以大病和住院费用为主。城居保的保障重点也是住院费用，兼顾门诊。两类医保制度均为参保居民在患大病、重病时提供基本的医疗保障，可以一定程度上减少因病致贫、因病返贫的现象，但也易诱发逆向选择，易造成"小病大医"的状况。

二、新农合和城居保制度的区别

新农合和城居保制度的区别主要表现在以下六个方面。

其一，政策和法律依据不同。新农合制度建立的政策依据是 2003 年 1 月国务院办公厅转发卫生部、财政部、农业部等部门的《关于建立新型农村合作医疗制度的意见》，该意见对新农合的目标、原则、组织管理、筹资标准、资金管理、医疗服务管理和组织实施方面做了规定。同年 2 月，财政部、国家计划委员会、卫生部又发布了《关于农村卫生事业补助政策的若干意见》，规定各级财政对新农合和医疗救助的资助纳入同级财政预算；地方及中央财政补助标准同上；县级财政对农村困难群体实行医疗救助。城居保制度建立的政策依据是 2007 年 7 月颁布的《关于开展城镇居民基本医疗保险试点的指导意见》（以下简称《意见》）。该《意见》对城居保的基本目标、基本原则和主要政策做了规定。

其二，覆盖范围和统筹层次不同。新农合的覆盖范围原则上是我国所有农村居民，但是自愿以户参加的原则。新农合在推行时是以县（市、区）为统筹层次。条件暂时不具备的地区，先以乡（镇）为统筹单位，再逐步提高到县（市、区）层面。城居保原则上覆盖范围内的城镇居民，包括不在职工基本医疗保险制度覆盖范围内的中小学阶段学生（包括高中、中专、职业技术学校学生）、少年儿童和其他非从业城镇居民，自愿参加。城居保原则上以地级以上行政区为统筹层次。

其三，筹资主体和标准不同。新农合的筹资主体主要是农民个人及各级政府。在个别经济较发达地区，实力较雄厚的集体经济组织也会承担部分参合费用，但这只是少数现象，不同于农村医疗保障制度的第一阶段、第二阶段时集体经济组织是最重要的筹资主体。新农合的筹资标准呈现出逐年提高的趋势。2006 年，卫生部、国家国家发展和改革委员会、民政部、财政部、农业部、食品药品监管局、中医药局发布的《关于加快推进新型农村合作医疗试点工作的通知》中规定：从 2006 年起，中央财政对中西部地区除市区以外的参合农民每人每年的补助由 10 元提高到 20 元，地方财政补助相应增加 10 元；中西部地区中农业人口占总人口比例高于 70% 的市辖区和浙江等六省的试点县（市、区）纳入中央财政补助范围。2007 年，卫生部、财政部发布的《关于做好 2007 年新型农村合作医疗工作的通知》中规定：从 2007 年开始，中西部地区地方各级财政对参合农民的补助标准合计达到每人每年 20 元，东部地区的人均筹资水平不低于中西部地区；将农业人口占总人口比例高于 50% 的市辖区纳入中央财政补助范围。2008 年，卫生部、财政部发布的《关于做好 2008 年新型农村合作医疗工作的通知》中规定：从 2008 年开始，各级财政对参合农民的补助标准合计达到每人每年 80 元，其中中央财政对中西部地区参合农民的补助标准每人每年 40 元；计划单列市、农业人口占总人口比例低于 50% 的市辖区全部纳入中央财政补助范围。2009 年，国务院办公厅发布的《关于印发医药卫生体制改革近期重点实施方案（2009～2011 年）的通知》中规定：2010 年各级财政补助标准合计达到每人每年 120 元，适当提高个人缴费标准，具体由省政府制定。

城居保以家庭缴费为主，政府给予适当补助。有条件的用人单位可对本单位职工家属的参保缴费进行补助。政府对个人缴费和单位补助资金制定税收鼓励政策，各级政府每年按不低于人均 40 元进行补助。其中，从 2007 年起中央财政每年通过专项转移支付对中西部地区居民给予人均 20 元的补助。对属于居民最低生活保障（以下简称低保）对象的或重度残疾的学生和儿童参保的家庭缴费部分，政府原则上给予不低于人均 10 元的补助。其中，中央财政对中西部地区居民给予人均 5 元的补助。对其他低保对象、丧失劳动能力的重度残疾人、低收入家庭中 60 周岁以上的老人等群体的家庭缴费部分，政府每年再给予不低于人均 60 元的补助。其中，中央财政对中西部地区的居民给予人均 30 元的补助。参照新农合的补助方法，中央财政对东部地区的参保居民给予适当补助。

其四，偿付机制不同。虽然有学者认为两类医保制度的起付线、报销比例等补偿政策具体设置大体接近（李鸿敏，2012），但两者在补偿水平上还是存在显著的不平衡：新农合下住院费用的各级医疗机构报销比例和封顶线要低于城居保；城居保的门诊设立个人账户制度，可结转使用和继承，新农合不设个人账户制度；新农合的门诊特定病种要少于城居保；城居保的药品目录与城职保的基本一致，要比新农合的覆盖范围更广。

其五，就医选择不同。新农合和城居保均规定参保居民就医需经过社区定点医疗机构（乡镇卫生院），但就医选择权不同。在新农合早期，仅限于当地乡镇卫生院，后范围逐步扩大；城居保是通过"选择定点"实现"社区首诊制"，即允许参保居民每年在所属区内的社区定点医疗机构中自行选择首诊定点社区。当患者需要住院时，城居民的转诊手续要比新农合简单。且新农合定点医疗机构的服务条件和医疗水平相对较差，导致农村居民的医疗服务需求与成本都大大低于城镇居民（李茂，2010；李静等，2011）。

其六，管理和运行模式不同。新农合医疗基金由农村合作医疗管理委员会及其经办机构进行管理，经办机构在管理委员会认定的国有商业银行设立农村合作医疗基金专用账户。新农合基金中农民个人缴费及乡村集体经济组织的扶持资金，原则上按年由农村合作医疗经办机构在乡（镇）设立的派出机构（人员）或委托有关机构收缴、存入新农合基金专用账户。地方财政支持资金，由地方各级财政部门根据参加新农合的实际人数，划拨到新农合基金专用账户。城居保基金纳入社会保障基金财政专户统一管理，单独列账。城居保基金和医疗服务的管理，原则上参照城镇职工基本医疗保险的有关规定执行，具体办法由劳动和社会保障部门会同国家发展和改革委员会、财政部、卫生部等部门制定。

第四章　基本医疗保障制度资金筹集的理论分析与模型构建

医疗保障制度设计的关键是建立完善的财务机制，方能较好地兼顾效率和公平这两个经济目标。其中，筹集到一定规模的资金是制度健康、长效运行的基本前提和条件（何文炯，2010）。

公平和平等不同。公平指意识和制度上保证个人获得的机会平等，平等指每个人享有同样份额或规模的医疗保障。例如，患病概率更高的群体能更多地获得基本医疗保障的机会，虽然不平等，但是维护了医疗保障的公平（范涌，2015）。不同的医疗保障制度筹资模式会采用不同的公平标准，但通常包括横向公平和纵向公平。前者指可及性，表现为缴费金额越多，享受医疗服务的数量越多、质量越好，同时个人积累越多，以实现鼓励个人增加健康投入的效果；后者并非代表各筹资主体需要平均负担出资金额，而应体现为能力对等，依据个人经济实力支付筹资份额。

效率反映医疗保障制度成本和收益间的关系，进而实现社会受益最大化。筹资效率可以分解为操作层面和分配层面的效率。分配效率指在一定筹资模式下，资源在医保基金和医疗机构之间的宏观配置效率，主要是考虑如何选择价值最高的医疗保障。操作效率指制度运行基础下的费用约束机制，是针对具体的医保计划或制度，主要考虑如何利用稀缺资源实现医保计划的最终目标。本书主要在第五章进行详细分析。

第一节　基本医疗保障制度资金筹集的理论分析

如何筹集基本医疗保障制度的资金，是决定该制度是否可持续发展的重要因素，一般需明确筹资主体责任和筹资平衡模式等问题。

一、筹资主体分析

医保基金的筹资主体通常有政府（公共部门）、个人（私人）和其他等，资金来源对应表现为公共资金、私人资金和其他三大类。不同国家的医疗保障制度下，各筹资主体所承担的责任也有明显区别。如英国以公共资金来源中的政府税收为主要筹资来源，德国以公共资金来源中的社会保险缴费为主要筹资来源，美国以私人资金来源中的雇主主导型商业医疗保险为主要筹资来源。目前，相对较多的国家采取的是德国式卫生筹资体系结构，即以强制社会医疗保险为主，国家财税津贴为辅，商业医疗保险作补充，个人自付部分尽义务。

（一）主要筹资主体分析

1. 政府（公共部门）

公共资金规模的最重要的两个影响因素是财政承受能力和对各种支出项目的支持顺序。一国的公共资金整体水平会随人均国内生产总值变化而变化，但国内生产总值规模相对国家的公共卫生支出与国内生产总值之比有较大差异，这可能是因各国的财政承受能力不同，或是各国政府在医疗支出投资占公共预算比重上采取不同政策。许多国家、地区在评估提高公共资金来源的各种方案的优缺点时，认为社会医疗保险模式下医保体系资金来源的可持续性取决于经济增长速度，从而保证持续稳定的工资税收入、良好的监督管理体系和适宜的激励机制。而东亚和太平洋地区的中低收入国家以农村人口为主，正规劳动力市场规模较小，社会保险保费的征缴难度较高（克莱门茨等，2017）。

公共资金的来源主要分为政府通过征税形式筹措的卫生资金以及由社会医疗保险融资和支付的费用两大类。两类形式占公共资金来源比重大小取决于国家采用的筹资模式，如英国、葡萄牙和瑞典等国以财政预算筹资为主，德国、意大利和比利时等国以社会保险缴费为主。

（1）政府税收筹集的卫生资金。政府税收筹集的卫生资金主要指各级政府通过财政预算为国民的医疗保健服务提供的资金，主要来源是政府的一般税或以工资税形式强制征收的社会保障专项税。政府将其作为自身年度财政预算的组成，统一用于卫生活动。一般税在各国较为常见；工资税的代表形式有英国的国民保险税（national insurance，NI）和美国联邦政府征收的住院保险税（hospital insurance，HI）等。此外，在美国，政府还会通过税收给予卫生资金支持，如政府对私人雇主或雇员投保医疗保险给予免税或减税。东亚和太平洋地区的高收入国家和地区中，仅有中国香港高于50%的公共预付费来自税收而非社会保险。

这一筹资来源的卫生资金体现了政府对公民的劳动力再生产及公共卫生保健等公共产品生产所承担的义务和责任。大多数国家是由政府通过预算形式完成这一向卫生服务部门的转移支付，区别主要体现在政府在医疗保障制度中的地位、作用和干预程度上。共同点则表现为以下三点：其一，在国民已形成"享受基本医疗是基本人权"这一共识的前提下，有利于建设基本覆盖全体国民的医疗保障体系，以保障每个国民均能享受到相同的基本医疗服务；其二，作为社会财富的再分配形式之一，有利于增加社会福利收益，推动社会财富的均匀化，但具体效果会受税收种类、税基和税率等因素的影响；其三，由于受制于财政政策及预算安排，受政治因素影响较大。

（2）社会医疗保险缴费。社会医疗保险缴费大多通过国家强制立法，要求雇主和员工基于工资比例缴纳社会保险保费，通常会规定税基上限，即超过应计缴保费基础最高金额的工资部分可不用计费缴纳。收缴主体通常为公共的非营利性医保基金或政府管理的相关基金。不同国家制定缴费率的主体不尽相同，如英国、法国等为政府，如德国等为各类公法性质的医保基金会，如日本等为保险者自身。雇主和雇员的缴纳比例国家间也差别较大，如德国是相同的，如荷兰和瑞士则由雇主全部承担雇员保费。

大多数国家都会依靠社会医疗保险保费进行卫生资金筹集，区别只是这部分资金占卫生总费用的比重不同，共同特点则表现为：其一，统一强制收费可避免医疗保险投保中出现的逆选择现象；其二，可避免在商业医疗保险中高健康风险者被歧视的现象；其三，可减轻低收入群体无力承担医保费用的问题；其四，通过改善公共卫生状况，有利于解决卫生健康方面的集体风险。

2. 个人（私人）

目前世界各国私人资金来源占卫生支出的比重与国家或地区的平均收入间呈现出负相关的现象，即私人收入越低，私人卫生支出占卫生总支出的比重越高（丁纯，2009）。私人资金的来源主要分为私人医疗保险缴费和私人自费付款两大类。

（1）私人医疗保险缴费。私人医疗保险缴费是指私人通过向商业医疗保险机构缴纳保费，受益人就诊时，商业医疗保险机构提供保险合同范围内约定的医疗费用支付。投保者的缴费金额，由保险公司依据受益人的年龄、性别、健康状况及补偿标准等因素所确定。

商业医疗保险虽然形式多样，其共同特点为以下两点：其一，覆盖面相对社会医疗保险要窄，由于保险机构和投保者之间的信息不对称，一方面会产生投保者的逆选择行为，另一方面保险机构对投保者的筛选，也会把高健康风险的个人驱除出商业医疗保险市场；其二，福利性和互济性相对社会医疗保险要差，因为商业保险机构的根本目的是追求盈利。因此，大多数国家中，商业医疗保险只是作为公共医疗筹资的补充形式，以满足部分国民对于医疗服务的更高需求。如东亚和太平洋地区的中等收入国家，虽然其医疗费用自付率较高，但私人医疗保险所占比重非常低；低收入国家医疗总支出的 70% 来自私人部门，其中，大部分为个人自付（克莱门茨等，2017）。较为特殊的是美国，以雇主提供型为主体的私人医疗保险占总筹资的比重最高。

（2）私人自费付款。私人自费付款是指个人自付医疗费用。该行为可能发生在个人无医疗保险时，一旦较高的医疗服务支出超出个人自身的承受能力，个人就只能寻求公众或社会的补助；也可能发生在个人参与了社会医疗保障和购买了商业医疗保险时，个人仍需要自行支付超出医保补偿范围的医疗费用，或者是起付线以下、补偿范围内的自负部分以及封顶线以上的医疗费用。

私人自费付款，不具有共济性，无法抵御疾病可能造成的经济后果和防范风险。全球来看，这一来源的资金在卫生总筹资中所占比重不高，且国家的经济发达程度越高，该比重越低（丁纯，2009）。在东亚和太平洋地区的国家（或地区）中，中国和越南是发生巨额医疗费用的家庭在全部家庭中占比最高的（克莱门茨等，2017）。但医疗保险下的自负部分，也可以约束投保者的过度医疗需求，遏制道德风险，一定程度上控制医疗费用的过快增长。

3. 其他

其他资金来源占卫生总筹资的比重通常较小，且具体形式多样，有政府或社会的医保基金的利息或运营收入等，如新加坡以积累制为主的保健储蓄的利息收入等；有来自国内外的慈善机构等非政府组织的捐助等；有政府的专项资助等，如德国对失业群体的医疗保健资助。由于公共资金来源可持续性差，捐赠收入在东亚和太平洋地区低收入国家的医疗支出中占有相当高的比重（克莱门茨等，2017）。

在东亚和太平洋地区，不同国家（或地区）的医疗部门不同筹资渠道的累进、累退特征并不一致。高收入国家和地区的医疗筹资负担与欧洲国家相似，税收累进程度较高；社会保险保费累退程度较低；患者自付的医疗费用或如中国香港那样按比例，或如中国台湾地区等那样累退。中低收入国家和地区的税收和社会保险保费均为高度累进，医疗费用自付率过高，除中国外的其他中低收入国家由患者自付的医疗费用为累进。

（二）新农合的筹资主体责任分析

伴随着我国的经济发展改革，在农村医疗保障制度的筹资渠道方面，我国政府的筹资主体责任经历了几乎全承担、弱化、逐步强化三个先后阶段，体现了政府在满足不同时期国民对医疗保障诉求过程中的政策调整。

新农合在宏观层面上，采取国家、集体与个人三方筹资。但对于新农合制度下各筹资主体应承担的责任，学者们观点不一。部分学者认为政府应发挥主导作用，各级财政承担更多出资责任（秦立建、苏春江，2014）。如刘雅静（2010）认为中央政府出资明显偏少，地方政府出资不明确，县级政府财政压力大。李玲（2010）认为政府投入在改革开放以来步步下降，甚至低于大多数中等收入国家。刘利（2012）认为其中国家承担主要责任，个人承担次要责任，体现了能力差异与筹资责任的正相关性，具有一定的公平性；但在微观层面上不像城镇职工医疗保险的个人缴纳部分按工资的一定比例缴纳，新农合采取的是类似"人头税"的缴费方式，未能体现筹资标准与个人支付能力、收入水平的关联，实质上成了"累退式"缴费，即收入越低的农民，支付保费占自身收入的比重越高。浙江省试点县出台不允许集体资产介入到农民个人缴费、严禁以借贷抵交农民个人缴费等规定，以避免可能造成的不利于新农合可持续发展的后果。应大力提高中央财政与省（区、市）级财政的分摊比例（秦庆武，2013）。

部分学者认为单级突出的新农合筹资结构，即政府出资部分在筹资总额中所占比重过高，会导致新农合基金过度依赖于政府投入，会消极影响其他筹资渠道，使得其他渠道观望甚至逃避筹资责任，还会造成筹资风险过于集中。由于新农合具有公共服务与私人物品的双重功能，农民具有承担一定医保费用的能力。因此，一方面各级政府应明确承担的组织、调查、考核和监督责任，通过强制性的税收政策或社会医疗救助向新农合注入资金，实现社会健康福利最大化，建立健全政府健康调查与财政补贴的长效机制；另一方面，随着社会经济环境及居民意识的变化，应制定个人投入标准，适当提高农民个人缴费额度，可大致为农民年人均纯收入的 1%～2%；并拓宽筹资渠道：逐步畅通个人或社会捐赠渠道，同时开征社会医疗保障的专项税收，根据各地实际调整政府财政投入，最终从原本的依靠政府转移支付的单一渠道转变为均衡发展的多渠道格局。此外以农民个人投入为主筹资，还能起到增强农民成本效益意识、避免和减少医疗卫生资源的过度消费倾向的效果（刘畅，2015）。

也有学者认为中长期来看，个人自付比例一定呈现下降趋势，应在客观条件允许的前提下越低越好；政府支出比例也应逐步下调，直至退出基本医疗保险的筹资体系，主要在基本医疗救助领域发挥作用（叶小兰，2017）。

我国各级政府对于新农合政府总出资责任采取的是自上而下的分摊机制：上级政府根据自身可支配财力的宽裕程度以及往年新农合资金运转的直观经验，确定一个年度性的本级财政补助标准，剩余部分（财政补助差额）以必须达到的最低补助标准，采取配套资金的形式直接转给隶属的下级政府（二级政府）承担；二级政府也采取同样方法，先确定一个本级财政补助标准，再依托行政权力将再次剩余的财政补助差额作为政策要求的最低配套补助标准转给隶属的三级政府；三级政府继续采用该模式，直至逐级分解到最基层的政府。但对于筹资分摊比例并无明确规定，只有笼统要求。有学者也将其称为是各级政府间自下而上的倒逼筹资机制：各筹资主体之间的博弈关系表现为农民是第一筹资人，地方政府是第二筹资人，最后中央政府根据各地方的筹资给予财政补助。省、市、县三级地方政府作为新农合筹资的中间主体，其中，县级政府是政府筹资的第一责任人，是最关键的筹资环节存在的博弈（张淑芳，2017）。

但这种自上而下的分配机制在实践中产生了以下问题：首先，我国1994年财政分权体制改革之后财力向省市集中，但包括医疗卫生在内的基本事权却有所下移，尤其是县乡两级政府，就新农合一定程度上出现了财权和事权不对应的状况。其次，公共责任分摊依赖行政权力划分会提高新农合公共供给的交易成本。最后，不同区域的政府由于自身财政承受能力及政绩追求的不同，新农合专项补助支出随意性较大，会进一步增大区域差异。我国东部地区的新农合获得的中央财政支持最少，其全部或绝大部分资金来自地方财政和农民个人，筹资水平高于中部和西部；东部地区的组内差异是造成新农合筹集资金总额我国性差异的主要原因；就个人缴费，东部地区的组内差异逐年下降，且导致我国整体差异逐年减小；地方财政补助受地方政府财力影响很大，组内差异逐年减小，组间差异波动虽大，但总体上也呈逐年减小趋势。此外还容易导致上级政府"甩出"对新农合的扶持义务，各级政府间相互推卸责任。

二、筹资平衡制度分析

常见的医保筹资平衡制度有现收现付制、完全积累制以及混合制三大类。

（一）现收现付制

现收现付制（pay as you go，PAYG），也称保费测定制。该制度在"短期横向平衡"和"以支定收、略有节余"的原则下，根据经验数据，测算某一时期（通常短于一年）该保险赔付的全部支出的大致金额，并基于缴费人数，计算得到保费费率。

该制度本质是一种医保基金在保险覆盖范围内各种人群间的空间分配，其优点有：其一，由于只需考虑保险资金的短期平衡，费率核定与变化相对简单；其二，易于实现医疗费用的代际或代内的转移，具有社会再分配的功能；其三，资金专款专用，略有节余的背景下保值问题无须管理方过多考虑。而缺点主要表现为：其一，医保基金在时间和空间上的调剂能力较差，难以应对未预料到的突发赔付支出；其二，由于基于"横向平衡"的原则，费率直接受制于缴费人群的规模和结构，意味着费率会受到如工作缴费人口与退休不缴费人口比例等人口结构方面、工资水平和就业人数等经济状况方面等外部因素的影响。

（二）完全积累制

完全积累制（fully funded system），是在"长期纵向平衡"的原则下，根据人口结构、平均寿命、流行病学特征、疾病平均医疗支出、宏观经济状况、失业率、银行利率和通货膨胀水平等诸多因素，测算每个缴费人口的平均医疗支出，再平摊计算得到投保者在缴费期间每月应缴纳的保费金额，存入个人基金账户进行保值增值，并备患病就诊所需。

该制度本质是一种医保基金在单个个人一生中的分摊，其优点有：其一，医保基金规模较大，对突发医疗赔付支出的应对能力较强；其二，费率厘定后较为固定，易于征收和管理；其三，相对于现收现付制，医保基金受人口结构变动的影响较小；其四，个人账户内的资金自存自用，带有强制储蓄的色彩，有利于增强个人的自我风险管理意识。但其最大的缺点就是缺乏互济性。此外由于保费厘定具有长期性的特点，因此如果厘定失误，会造成基金难以持续的后果；医保基金的保值、增值管理也难度较大。

（三）混合制

混合制，也称部分积累制（partly funded system），该制度结合了现收现付制和完全积累制的特点。一方面，将一定比例的资金计入社会统筹资金，以保障具有高健康风险、低收入以及寿命长于平均值等特征的群体可能发生的医疗费用，实现短期横向平衡，体现互济性和福利性；另一方面，将一定比例的资金计入个人账户，以保障个人日后就诊所需，实现长期纵向平衡，利于满足大额医疗支出以及约束个人医疗消费，也可减轻人口结构变化对医保基金的影响。因此，该筹资模式较为适用于当前人口老龄化、医疗费用快速上涨的大背景，受到世界银行的推荐（世界银行，1995）。

第二节 基本医疗保障基金收入模型构建

基本医疗保障基金收入模型主要用于估计基本医保基金的收入情况。通常医保基金收入主要有保费收入、政府财政补助、基金投资收益以及其他收入等来源。其中核心部分是保费收入和政府财政补助。医保制度的筹资标准会决定其补偿水平及共济能力。如果筹资标准低，会导致医保基金规模小，进而制约基金的补偿水平和抗风险能力。相反，如果筹资标准过高，既可能加大筹资主体的筹资压力，也会造成基金过度结余。

由于目前新农合及城居保制度均采取收支平衡、略有节余的原则，基金投资收益及其他收入规模极小甚至不存在，本书在基本医保基金收入中暂不考虑基金投资收益及其他收入。

因此，可将基本医保基金收入模型构建为：

$$TR = CI + FS \tag{4.1}$$

式（4.1）中，TR 表示基本医保基金总收入，CI 表示参保居民缴纳保费，FS 表示各级政府财政补助。

一、参保居民缴纳保费估计模型构建

$$CI = CONT \times PP \tag{4.2}$$

式（4.2）中，CI 表示参保居民保费收入，$CONT$ 表示该医保总缴费人数，PP 表示参保居民总的平均缴费标准。

（一）缴费人数

缴费人数规模是影响保费收入的关键变量之一。常见的社保制度对缴费人群的划分方式有：划分为雇员、个体经营者、领取养老金的缴费者、失业的缴费者和自愿投保人几类；或划分为就业人口、失业人口和包括养老金领取者在内的消极劳动人群三类（王漪，2007）。

由于目前我国绝大部分地区新农合的参保率已接近100%，因此，可将参保农民人口总数量等同于同一统筹区域内农民的人口数量，并应用人口经济模型估计出的经济和人口统计指标。虽然现行新农合及城居保制度是按户投保，每人缴费金额相同，但收入估计模型可将缴费人群分为劳动适龄人群、未成年人群及老年人群三类，以测算基于不同人群征收不同水平保费的筹资政策（即差异化医保合约）对医保基金运行的影响。

$$CONT = CONT_1 + CONT_2 + \cdots + CONT_s \quad\quad (4.3)$$

$$CONT_s = CONT \times covr_s \times contr_s \quad\quad (4.4)$$

式（4.3）和式（4.4）中，$CONT_s$ 表示第 s 类缴费计划的缴费人数，$covri_s$ 表示 s 类人群该医保应缴费人数，$contr_s$ 表示 s 类人群中该医保应缴费人数占总人数比重。

（二）缴费标准

许多保费筹集体系将被保险人群中应缴纳保费人群的总收入作为缴费基数。ILO 模型是将工资收入作为缴费基数，再将缴费基数乘以筹资比例得到缴费标准。由于新农合或城居保并不像城职保那样按工资收入的一定比例进行企业及个人的缴费，而是采取缴纳"人头费式"同等金额的参合费用，所以不能照搬 ILO 模型的测算思路。目前不少地区开始实行"分档统筹"或不同"缴费包"的缴费思路，因此可采取如下测算思路［见式（4.5）］。

$$CI = \sum (CONT_s \times PP_s) \quad\quad (4.5)$$

式（4.5）中，PP_s 表示参保居民第 s 类缴费计划的缴费标准。

（三）筹资比例

如果将居民的年可支配收入作为缴费基数，可建立以下模型：

$$AB_s = W \times catchr_s \times compr_s \qu\quad (4.6)$$

式（4.6）中，AB_s 表示参加 s 类缴费计划居民的平均缴费基数，即平均每人的年可支配收入；$catchr_s$ 表示参加 s 类缴费计划居民的调整因子（catchments factor），即如果存在特殊情况时对模型的调整；$compr_s$ 表示参加 s 类缴费计划居民的依从率（compliance rate），来反映可保收入中切实用于缴费目的的比例。

$$TAB = \sum (CONT_s \times AB_s) \quad\quad (4.7)$$

式（4.7）中，TAB 表示该医保制度所有缴费居民的缴费基数之和，即第 t 年缴费居民的总收入。

$$CI = TAB \times CR \quad\quad (4.8)$$

式（4.8）中，CR 表示缴费率（所缴保费占收入比例）。

二、财政分权对政府财政社会保障支出的影响分析

瞿星等（2016）、郭淑婷（2017）等学者在应用 ILO 模型进行保险筹资机制研究时，只测算了保费收入，并未考虑政府财政补贴等收入来源。但就新农合及城居保制度而言，从制度建立初期发展至今，由于各筹资渠道的实力差异明显，因此以政府税收筹集的卫生资金一直是主要筹资渠道之一。如 2018 年我国范围内城居保的财政补助和个人缴费标准均同步提高。其中，各级财政人均补助标准在 2017 年基础上新增 40 元，达到每人每年不低于 490 元；人均个人缴费标准同步新增 40 元，达到每人每年 220 元。[①] 部分地区的筹资标准还要高于我国线，如 F 区城乡居保的人均筹资标准 2017 年为每年 1000 元，其中个人筹资 300 元，财政补助每人 700 元。[②] 显然在构建医保基金收入模型时，必须考虑政府财政补助这一首要资金来源，否则会严重低估医保基金收入，对医保基金的财务平衡状况作出错误评价。

财政分权指中央政府给予地方政府一定的权力，让其自主安排债务、执行预算及管理税收。有学者认为财政分权是经济发展的必然结果，当前许多国家都表现出越来越明显的财政分权趋势，地方政府成为公共服务的主要承担角色（张曾莲、白宇婷，2017；赵彤，2018）。从税收改革试点的"减税让利"到 1994 年进一步改革建立分税制，我国政府同样在逐步推进财政分权的改革和落实。在考察政府社会保障支出的影响因素时，财政分权体制已成为研究焦点之一，但就财政分权对于地方政府支出的影响，学者们得出了不同的研究结论。部分学者认为我国分税制未匹配事权和财权，下级政府，特别是县、乡级政府财力有限，但事权支出相对较大，存在严重的纵向失衡，部分地方政府重视基础设施类生产性公共品的供给，轻视教育、医疗等非生产性公共品供给（张军等，2007；杨灿明，鲁元平，2013；陈凡，王海成，2013；赵彤，2018）。部分学者认为财政分权通过增加地方政府的财政竞争，可以提高财政支出效率，降低财政赤字，从而使公共服务及产品的供给水平趋于帕累托最优值（Qian & Roland，1996；Neyapti，2010；朱俊生，2015）。部分学者对此持中立态度，他们认为当地方政府对公共池依赖程度高时，财政分权导致地方政府支出规模的扩大；相反情况下，则会抑制地方政府支出规模的扩张。J. H. 弗瓦（J. H. Fiva，2006）认为财政支出分权对政府支出规模有显著的扩张效应，财政收入分权有显著遏制效应。

如前所述，实践中我国新农合制度对于政府总出资责任采取的是自上而下的分摊机制，但在 1994 年财政分权体制改革之后中央政府和地方政府出现了财权和事权一定程度上不对应的状况。不同区域的地方政府由于自身财政承受能力及政绩追求的不同，也会进一步增大政府对新农合财政补助的区域差异。同时，国

[①] 资料来源：国家医疗保障局、财政部、人力资源和社会保障部、国家卫生健康委员会：《关于做好 2018 年城乡居民基本医疗保险工作的通知》。

[②] 资料来源：F 区城居保管理部门文件。

内区域间经济发展不平衡的问题也会影响地方政府的财政支出政策。

国内外学者针对政府财政支出政策及卫生支出已进行了大量研究。对政府卫生支出影响因素的研究，国外大致可分为三个阶段。

阶段一，采用截面数据。J. P. 纽豪斯（J. P. Newhouse, 1977）基于 1969 年 13 个经济合作与发展组织（Organization for Economic Co-operation and Development, OECD）国家的数据，建立人均卫生支出对人均国内生产总值（gross domestic product, GDP）的回归模型，认为在所研究的国家中人均 GDP 的波动可解释人均医疗支出 90% 的变化。U. 吉塞姆（U. Gerdtham, 1992）基于 1987 年 19 个 OECD 国家的截面数据，发现人均收入、城镇化及公共财政支出占卫生总费用的比例对医疗卫生支出具有显著正影响。但采用截面数据进行分析的局限性在于，需要假设各国 GDP 对卫生支出的影响大小相同，且研究样本量较小，都是静态比较。

阶段二，采用面板数据。U. 吉塞姆（1992）基于 22 个 OECD 国家 1972 ~ 1987 年的数据，运用误差修正模型等 5 种面板模型，发现时间、国家因素对医疗卫生支出具有显著影响。T. 希缇里斯和 J. 波塞尼缇（T. Hitiris & J. Posnett, 1992）基于 20 个 OECD 国家 1960 ~ 1987 年的数据，在模型中加入国家虚拟变量，发现卫生支出与 GDP、65 岁以上人口比例存在正的显著关系，但卫生支出与公共财政支出占卫生总费用的比例间的关系并不显著。U. 吉塞姆等（1998）在模型中加入医疗卫生的供给因素和制度因素，发现这两者均对卫生支出有显著影响。E. 汉森和 J. 金（E. Hansen & J. King, 1996）、S. 麦克考斯基和 T. 谢尔顿（S. McCoskey & T. Selden., 1998）、U. 吉塞姆和 B. 约翰森（U. Gerdtham & B. Jonsson, 2000）在不同的前提下得出了不同的研究结论。上述研究虽然基于更多样本，增加模型中的变量，提高研究方法的准确性，得到了更满意的估计值，但对于国家体制和卫生机制多样性仍考虑得不够充分。

阶段三，各国省际研究。L. 迪马特奥和 R. 迪马特奥（L. Di Matteo & R. Di Matteo, 1998）基于加拿大 1965 ~ 1991 年省级政府卫生支出数据，以人均 GDP 作为收入的代理变量，发现省级政府卫生支出的影响因素有收入、65 岁以上人口比例和联邦财政转移支付等。M. 吉阿纳尼和 T. 希缇里斯（M. Giannoni & T. Hitiris, 2002）在模型中加入地区的虚拟变量，发现意大利国内各地区因素对政府卫生支出有显著影响。L. 克里维里等（L. Crivelli et al., 2006）基于瑞士 1996 ~ 2002 年的省级数据，发现 75 岁以上人口比例和 5 岁以下人口比例均与卫生支出正相关，并从医生数量与卫生支出的正相关情况得出可能存在诱导需求的推论。J. 考斯特－芬特和 J. 彭斯－诺万尔（J. Costa – Font & J. Pons – Novell, 2007）基于西班牙省级政府卫生支出数据，研究省级收入、自治度、供给和需求等因素对地方政府卫生支出的影响，发现自治度和医生数量存在正的影响。上述研究均表明政府卫生支出与政府收入往往呈正相关关系，其中许多学者采用人均 GDP 作为政府收入的代理变量。由于省际研究不需考虑不同国家货币间的汇率问题，排除了不同国家体制因素的差别，可以从各国实际出发，此外物价变动在一国内相对较小，因此研究结论的针对性更强。国内对地方政府卫生支出的研究许多为定性研究，以描述政府卫生支出的区域差异现状为主，对中央政府和地方政府筹资责任分摊的挖掘不够深入；或以时间序列的我国数据为样本，忽视了地方政府财力及经济特征的区别；或可能忽视了政府在社会保障、医疗卫生事业方面支出对经济发展的作用，从而造成模型内生性问题。

因此基于省级动态面板数据，探究财政分权、经济增长、城镇化等因素对政府财政社会保障支出的影响，并解决模型内生性问题，无疑有助于更合理地估计政府对新农合及农村医疗保障制度的财政补助水平。

（一）模型、变量设定与资料来源

1. 模型与变量设定

根据相关理论分析和已有文献，本研究建立以下面板数据模型：

$$MEG_{it} = \chi + \alpha \times FD_{it} + \beta Q_{it} + \nu_{it} \tag{4.9}$$

式（4.9）中，i 表示省级地区，t 表示时间，ν_{it} 表示误差项。被解释变量 MEG_{it} 表示第 i 省级地区政府第 t 年的财政社会保障支出增长情况，以地方政府财政社会保障支出增长率表示，财政社会保障支出主要包括就业、社会保障及医疗卫生支出。FD_{it} 表示财政分权变量。理论界对财政分权的测度尚无统一标准，衡量指标主要有财政收入、财政支出、财政自主度三类。财政收入角度指标的计算方法为地方政府财政收入÷中央政府财政收入；财政支出角度指标的计算方法为地方政府财政支出÷中央政府财政支出；财政自主度角度指标的计算方法为地方政府自有收入÷本级政府总支出。由于本研究关注重点在于财权对地方政府公共品供给的影响，因此，选取财政收入角度指标来衡量财政分权状况，即地方政府财政收入占中央政府财政收入比率。

Q_{it} 为控制变量，主要包括以下五个：（1）经济发展变量（$pgdpg$）。理论上而言，地区的经济发展水平会影响地方政府对社会福利的投入和社会保障制度的建设。国家或地区的人均 GDP 越高，说明居民个人和政府收入越高，政府收入高意味着能用于医疗卫生、社会保障事业的支出相应能越高，我国经济自 2014

年起进入"新常态",经济增速有所放缓。本书选取人均 GDP 增长率来衡量经济发展情况。(2) 人口增长情况（人口增长率 *pg*）。(3) 城镇化水平（*urb*），城镇化水平与人口增长情况都会从需求层面对政府社会保障支出发生影响,本书采用地区常住人口中城镇人口所占的比重以反映城镇化建设情况。(4) 地理位置,我国地方政府的财力以及财政社会保障支出均存在明显的地区差异,且由于中央政府对不同地区的农村医疗保障制度采取不同的补助政策,因此设置哑变量以控制。(5) 时间,2016 年起国内大部分地区的新农合和城居保合并为城乡居民医保,普遍增加了政府的社会保障支出,因此设置时间虚拟变量。为消除变量中的异方差及非线性影响,上述变量除虚拟变量外,均取自然对数形式。上述变量说明见表 4－1。

表 4－1　　　　　　　　　　　　　　变量说明

变量名称	变量符号	变量说明
地方政府财政社会保障支出增长率	*MEG*	Ln［（地方政府财政社会保障支出 t－地方政府财政社会保障支出 $t-1$）÷地方政府财政社会保障支出 $t-1$）］
财政分权	*FD*	Ln［省（区、市）级人均财政收入÷中央人均财政收入］
经济发展	*pgdpg*	Ln（人均 GDP 增长率）
人口增长	*pg*	Ln［（人口总数 t－人口总数 $t-1$）÷人口总数 $t-1$］
城镇化水平	*urb*	Ln（城镇人口÷当地常住人口）
地理位置	*DumW*	东部地区赋值为 1
	DumM	中部地区赋值为 1
时间	*DUM2016*	2016 年赋值为 1

资料来源:笔者设定。

式（4.9）可能存在的内生性问题主要体现在两个方面:其一,社会保障支出对经济增长的反向作用关系。马克思主义将人的需要分为生存需要、发展需要和享受需要三类,基于物质资料生产的总过程,从劳动力能力角度出发,认为需要增加未来社会主义社会的社会保障支出。同时经济发展水平也会制约社会保障支出规模,两者间的双向影响会造成内生性问题;其二,由于不可测度或难以测度的因素,模型无可避免地会存在遗漏变量现象。上述面板数据内生性问题最常用的解决方法是 M. 阿热兰诺和 O. 波卧尔（M. Arellano & O. Bover，1995）及 R. 布朗戴尔和 S. 博兹（R. Blundell & S. Bond，1998）提出的系统广义矩，因此，本书采用系统矩估计方法（SYS – GMM）对式（4.9）进行估计。

2. 资料来源

考虑数据的可得性与完整性，本研究将分析对象定为我国 31 个省（区、市）级行政单位，其中，东部地区包括北京、天津、河北、辽宁、上海、江苏、浙江、福建、山东、广东、广西及海南共 12 个省（区、市），中部地区包括山西、内蒙古、吉林、黑龙江、安徽、江西、河南、湖北及湖南共 9 个省（区、市），西部地区包括重庆、四川、贵州、云南、西藏、陕西、甘肃、青海、宁夏及新疆共 10 个省（区、市）。样本期间为 2010 ~ 2018 年，数据来自《中国统计年鉴》和《中国财政年鉴》。

（二）实证分析

1. 财政分权对政府财政社会保障支出增长效应分析

AR（1）、AR（2）检验结果表明，模型的残差序列均存在显著的 1 阶序列自相关，且不存在 2 阶序列自相关，说明模型设定合理。Sargan 过度识别检验均接受模型过度约束正确的原假设，说明模型采用的工具变量有效。基于上述检验结果，模型估计效果较好，可进一步解读各变量与地方政府财政社会保障支出增长之间的具体关系（见表 4 – 2）。

表 4 – 2　财政分权对政府财政社会保障支出增长效应的系统广义矩估计结果

解释变量	我国 31 个省级	东部地区	中部地区	西部地区
财政分权	0. 1803 * （1. 84）	0. 9674 ** （2. 07）	0. 0369 * （1. 65）	0. 2981 （0. 19）
经济发展	0. 1537 * （1. 81）	0. 9875 * （1. 67）	2. 6063 *** （3. 09）	1. 1957 * （1. 89）
人口增长	0. 0042 （0. 07）	0. 736 （0. 98）	1. 084 （0. 85）	2. 0307 （0. 58）
城镇化水平	0. 5416 ** （2. 69）	0. 7407 * （1. 75）	0. 8716 ** （2. 83）	0. 1054 * （1. 90）
DUM 东部	1. 9806 （0. 19）	—	—	—

续表

解释变量	我国 31 个省级	东部地区	中部地区	西部地区
DUM 中部	1. 2975 (0. 17)	—	—	—
DUM2016	2. 0583 (0. 24)	2. 6944 ** (2. 30)	1. 0096 (1. 09)	1. 9748 (1. 86)
χ	67 ** (2. 45)	− 6. 7041 (0. 28)	68. 310 (0. 79)	70. 426 (0. 92)
AR（1）检验	− 8. 09 (0. 000)	− 3. 87 (0. 007)	− 2. 95 (0. 001)	− 2. 54 (0. 005)
AR（2）检验	− 1. 17 (0. 236)	− 0. 45 (0. 693)	0. 68 (0. 481)	0. 02 (0. 892)
Sargan 检验	309. 6 (0. 561)	129. 42 (0. 507)	93. 78 (0. 286)	90. 71 (0. 611)

注：各变量系数括号内为 z 统计量，各检验值括号内为 P 值，***、**、* 各表示 1%、5%、10% 的显著性水平。

资料来源：笔者计算获得。

模型核心解释变量财政分权与地方政府财政社会保障支出增长的关系如下：除西部地区外，我国整体、东部地区、中部地区的财政分权均对地方政府财政社会保障支出有显著的正向影响，这说明财政收入分权程度越高，其促进地方政府财政社会保障支出的作用就越强，这可能是由于地方政府拥有较多的财力来负担支出责任。而就西部地区，财政分权虽然对地方政府财政社会保障支出有正向作用，但并不显著，这可能是由于西部地区的财政社会保障支出相当比重上依赖于中央政府的财政转移支付。

经济发展水平对政府财政社会保障支出有显著的正向作用，人均 GDP 的提高会提高政府财政社会保障支出的增速，这一结果与前面的理论分析一致，其中中部地区最大，西部地区居中，东部地区最小。人口增长系数均不显著，中部地区、西部地区的系数大于东部地区，这可能是由于东部地区的人口老龄化趋势相比中西部地区更为明显，而在当前的政府财政社会保障支出中针对老年人口的支出份额较高。城镇化水平对政府财政社会保障支出有显著的正向作用，其中，西部地区最大、中部地区居中、东部地区最小，这是由于在我国当前的城乡二元化社会保障制度格局下，城镇居民的社会保障待遇通常优于农村居民，伴随城镇人口在总人口中比重的提高，政府财政社会保障支出规模也会相应提高。2016 年时间虚拟变量对东部地区显著为正，中部地区、西部地区不显著，这说明东部地区普遍推行的城镇居民和农村居民的基本社会保障制度统筹，对地方政府财政社会保障支出有明显的拉动作用。

2. 财政分权影响因素的区域差异分析

表 4－3 所示经济发展系数均显著为正，这说明财政分权程度的确受到经济发展的正向影响。人口增长系数在东部地区、中部地区和西部地区均不显著，说明人口增长并未对财政分权程度产生明显影响。城镇化系数为正，且在我国、东部地区和中部地区显著，说明我国城镇化水平的提高，对财政分权程度有推动作用，但该影响在西部地区并不显著。综合上述分析，财政分权程度的影响因素与经济发展水平、城镇化情况有关，但与人口状况的关系并不显著。在不同地区，各因素对财政分权的影响程度虽有不同，但方向一致。

表 4－3　　　　　　　　我国财政分权与各变量相关系数结果

变量	我国 31 个省（区、市）	东部地区	中部地区	西部地区
经济发展	0.279 *** (0.000)	0.517 *** (0.000)	0.885 *** (0.000)	0.193 *** (0.000)
人口增长	0.120 (0.297)	0.082 (0.175)	0.429 (0.342)	0.646 (0.708)
城镇化水平	0.796 * (0.069)	0.717 ** (0.025)	0.804 ** (0.032)	0.683 (0.465)

注：括号内为 P 值，***、**、* 各表示 1.5%、10% 的显著性水平。
资料来源：笔者计算获得。

基本医疗保障制度财政补助政策的制定具有明显的棘轮效应特征，即财政补助标准通常保持逐步提高的变化趋势，下降概率较小。考虑到数据的可获得性以及我国不同地区的区域差异，上文根据 2010～2018 年我国 31 个省（区、市）级地区的面板数据，采用动态面板系统广义矩估计方法，研究财政分权、经济发展、人口增长、城镇化水平等因素对地方政府财政社会保障支出的影响方向及显著程度。由于目前新农合及城乡居民基本医保制度的筹资来源中，地方政府财政补助相比中央政府的比重更高，因此，基于政府财政补助的历史数据，上述研究结论可有助于更为准确地估计基本医保基金的政府财政补助收入。

第五章 基本医疗保障制度偿付支出的理论分析与模型构建

第一节 基本医疗保障制度偿付支出的理论分析

根据支付的对象，医疗保障制度的偿付支出可分为对参保居民（医疗服务需方）的支付与对医疗服务供方的支付，因此作为医保基金的阀门，偿付制度的设计会直接影响医疗服务供需双方的行为方式，对是否能遏制还是助推医疗费用上涨有着非常重要的作用，关系到参保居民即医疗服务需求者的受益程度，关系到医保系统的支出、效率和可持续性。一方面，合理的对医疗服务需方的支付政策是提高基本医保制度财务平衡性的重要因素。新农合、城居保及城乡居保均遵循收入与支出年度平衡的原则，如果提高上述某一基本医保制度的受益面、报销比例，则需相应提高筹资水平。另一方面，医保制度能否发挥最优效用建立在如何运用财政支出来纠正其正外部性及弥补其公共商品属性的市场失灵基础上。

一、医保制度对参保居民的偿付分析

基本医保制度需要在一定的资金统筹模式下，明确保障目标，规定对参保者的具体支付方式，方能起到补偿参保居民、分担居民疾病经济风险的作用，实现制度的健康保障功能。

（一）医保基金统筹模式

常见的医保基金统筹模式有个人账户制、社会共济制以及混合制三大类。

1. 个人账户制

在个人账户制下，通常由个人基于自身工资金额，按一定比例缴费，由本人对自己的医疗保险基金控制和管理。传统的经济学理论认为个人使用自己的资源

时，具有明显的理性人特征，具有相当的责任感和谨慎性。因此个人账户设计的初衷是个人应对自己的基本医疗保障承担部分责任，只有当自身能力不足以应付疾病或发生突发情况，医保制度才通过社会统筹提供资金帮助，从而一定程度上杜绝个人的道德风险，并实现社会资源的优化配置。纯粹的个人账户制一方面建立了医患直接制约机制，促使参保个人自我约束医疗消费行为；另一方面促使参保个人年轻健康时就储蓄医疗费用，以备年老多病时所需，从而利于建立基本医疗保险基金积累机制，有效缓解老龄化趋势对医保基金产生的缴费来源减少、支出增大的压力。但该账户模式意味着只有个人的纵向积累，不存在横向的社会范围内的风险分担。

在我国医保制度实践中，个人账户是从职工收入中扣除一定比例的资金作为医疗服务专项用途，目的和资金用途明确，不能在不同个体间转移，使用的自主性和随意性不强，资金的支付具有短期性和即时性的特征；同时它类似一般的储蓄功能，并非真正意义上的保险，因此不具备共济性。个人缴纳的费用直接计入个人账户，多缴多用，缴费率根据年龄不同占工资比例不同；用人单位缴纳的费用也计入个人账户，用人单位和职工间也是按比例分摊。总体费率按年龄累进，即年龄越大划入个人账户比例越高。用人单位和职工缴费设置上下限，上限为避免过度储蓄和挤压医疗储蓄余额，下限为保证医疗支付。个人账户的实施方法大都是通过社会医疗保障卡管理，持卡人可以在任意定点医疗机构就诊或定点药店购买药品，凭卡结算。而定点医疗机构或药店可能对使用医疗保障卡支付和现金支付制定不同价格，或者定点机构的服务和药品价格普遍高于非定点机构。上述医疗服务提供方的行为会影响个人账户的运行，此外，在许多国家的实践中，个人账户只是辅助的筹资手段，因为账户的额度需求表现出明显的不平衡性，运行效率低，管理成本高。

2. 社会共济制

社会共济制和个人账户制刚好相反，参保人员缴纳的保费全部用于社会范围内的共济互助，医疗保险基金统一筹集、使用和管理。这种账户模式的优点是医疗保险基金的抗疾病风险能力相对更强，不易出现账户"赤字"，可有效缓解个人负担高额医疗费用的风险，缺点是医疗费用的不合理支出难以控制，容易造成医疗过度消费。

在我国医保制度的实践中，统筹资金主要用于发生频率低、风险高的病种及大额医疗费用，可弥补个人账户储蓄额有限的不足，均衡不同个体医疗费用的经济负担。它体现了保险中的"大数法则"，具有共济性、统筹性、风险分散性等优点。统筹资金的缴费由企业和职工分摊，个人的缴费同样按工资比例确定或按年龄实行累进费率。社会医疗保障管理机构对统筹资金实行"统收统支"，并确定大病统筹资金的支付范围及具备操作性的准入标准。

3. 社会共济与个人账户结合

该模式也称为统账结合的账户模式，可实现"横向"社会共济与"纵向"个人自我保障的有机结合，利于发挥社会统筹共济性的优点，发挥个人账户激励、制约作用的优点。该账户模式在实践中需要确定个人账户和统筹账户的比例问题，两个账户各自的支付范围、核算方法以及衔接、管理问题。就个人账户的保障范围而言：个人账户是否能用于门诊费用的保障？是兼顾门诊费用和住院费用，还是仅用于住院费用的保障？就个人缴纳保费的比例而言：该比例越高，对个人的经济负担能力和心理承受能力要求越高。就医疗保费计入个人账户的比例而言：该比例越高，越接近个人账户制；反之，越接近社会共济制。就个人账户抑或家庭账户而言：家庭账户可以家庭内其他成员医疗消费搭乘参保个人便车的现象，但操作难度较大；个人账户虽然无法完全避免"搭车"现象，但管理难度较小，可随着发展阶段的提高，后续逐步转向家庭账户。

我国实践中代表性的"统账结合"方式有：以"两江"为代表的"三段通道"式，以海南、深圳为代表的"板块"式，以青岛、烟台为代表的"三金"式等。"三段通道"式账户模式，指医疗费用划分为个人账户段、完全自负段和累进支付段。三段间相互贯通、互为前提，即后一阶段医疗费用的支付，以前一阶段医疗费用使用完毕为前提，前一阶段医疗费用使用完毕，就具备了使用后一阶段医疗费用的资格和条件。该模式通过设置个人账户段、完全自负段，以及进入社会统筹后个人仍需支付少量医疗费用，来增强参保职工的费用约束意识，从需求方角度遏制医疗费用的不合理增长。"板块"式账户模式，指明确社会统筹基金和个人账户的支付范围，前者主要用于支付住院医疗费用及某些特殊的门诊费用，后者主要支付门诊医疗费用及统筹基金支付时需要个人自付部分，两者分别核算及管理。该模式便于管理，但实践中易造成"小病大养""门诊改住院"的过度医疗现象。"三金"式账户模式，包括个人医疗账户、企业调剂金和社会统筹基金，其中，前两者建在企业，由企业管理。小额医疗费用由个人医疗账户支付，不足部分由企业调剂金支付，大额医疗费用由统筹基金支付。该模式利于调动企业参与控制医疗费用的积极性，但增加了企业的事务性负担，此外基金分散，共济能力较差。

4. 新农合制度的医疗统筹模式

由于新农合被中央界定为以大病统筹为主的农民医疗互助互济制度，其具体补偿方案的制订和调整基于以下原则：基金收支平衡并略有结余，以补偿大病为主，方案统筹兼顾，邻县间差别适度，从新一年度实行调整以保证政策的连续和稳定性。实践中大部分县（市、区）采取的是"补小又补大，以补大为主"的方式，即以住院（大额）医药费用补助为主，适当兼顾门诊（小额）医药费用补助。其中住院医药费用均采取统筹模式；门诊医药费用主要有两种补助模式：一种将参合家庭全部成员缴费的一部分设立家庭账户，在县内定点医疗机构就诊时可在规定范围内自由使用；另一种是未设家庭账户，统筹使用，就诊时按规定比例直接报销，一个自然年度内累计报销金额同样不可超过封顶线。

　　诸多学者认为上述模式各有优劣。80%的住院统筹加门诊家庭账户模式集中于中西部地区，优点是有助于吸引农民参合，减少逆选择，控制门诊支出；缺点是容易造成基金沉淀，互助共济作用减弱，管理成本加大，不符合保险原理，还会侵害参合农民的利益，损耗新农合基金。78%的住院统筹加门诊统筹模式集中于东部地区，19%在中部地区，优点是能提高门诊服务的利用率和新农合基金的收益率，缺点是报销手续麻烦，由于小病发生频率高，管理难度加大，且该模式下的住院率会低于家庭账户模式。大部分学者都认为门诊统筹模式更符合农民的利益，提出应逐步淡化家庭账户模式，转变为住院统筹门诊模式。本书将新农合的住院统筹加门诊家庭账户、住院统筹加门诊统筹这两种模式的特点归纳见表5-1。

表5-1　　　　　　　　　　　我国新农合账户模式特点比较

项目	住院统筹加门诊家庭账户	住院统筹加门诊统筹
账户模式	现收现付制	混合制
抗风险能力	弱	强
医疗利用	利于控制医疗支出	利于提高门诊利用率
互助共济意识	弱	强
管理难度	较小	较大
管理成本	较低	高

资料来源：笔者根据相关文献整理。

　　除了住院补偿、门诊补偿外，参合农民还可通过以下途径受益：未发生医疗支出的农民享受免费体检，以及风险救助，即对农村特困户、五保户与其他因病致贫并超出封顶线救助的困难群体，由各级政府拨款筹资的医疗救助资金进行补助等。

但新农合门诊基金和住院基金分割的统筹模式设计存在以下六个方面的缺陷。

其一，不符合保险学的大数原则，弱化了医保基金的风险分担功能。一方面，部分参保个人缺乏个人账户的积累意识和社会共济意识，加大了住院统筹基金的压力，降低了住院统筹基金的保障效果，威胁基金的使用与平衡；另一方面，门诊基金沉淀过多，没有充分发挥基金的保障作用。

其二，降低医疗效率。由于家庭账户基金可以结转，现实中不少居民可能因而不舍得使用家庭账户基金，有病不及时就诊，小病变大病，弱化了医疗保障功能。

其三，易诱发道德风险。由于门诊医疗费用和住院医疗费用采用了不同的补偿模式，且具体对医疗服务供给者的支付方式大多是属于按项目收费的后付费制度，因此医患双方易在各自寻求自身利益最大化的前提下达成同谋，将本可以通过门诊治疗的疾病采取住院治疗方式。

其四，不利于培养居民互助共济意识。我国传统的家本位文化，本就形成了依赖血缘关系、以家庭为单位的疾病风险分担机制，而医保制度的家庭账户制度设计，更固化了以家庭为单位的非正式风险分担机制，对正式的制度安排会出现排挤效应。

其五，与医保制度目标不一致。制度设计的本意是通过对可能造成大额医疗费用负担的疾病进行统筹，以有效分担居民的大病风险，而设置家庭账户解决造成小额医疗费用支出的疾病。但在界定大病与小病时，将住院理解为大病，门诊理解为小病，制度相应设计为"住院报销，门诊包干"，使得部分本应得到补偿的如肿瘤、血液透析等重大疾病恢复期病人难以得到有效补偿，或易诱发小病大治，浪费卫生资源。

其六，医疗保障机构管理难度高，如何行政干预家庭账户的使用情况，以保证社会统筹基金的平衡？如何确定和执行统筹基金中医疗费用报销的封顶线？封顶线的划分会影响医疗保险统筹费率、个人账户与统筹基金的划分比例以及以支定筹等。有学者认为，一方面由于我国基本医疗保险个人账户功能单一，违规行为极多，个人账户内医保基金的投资增值压力较大；另一方面只有城镇职工基本医疗保险下才有个人账户，因此为实现不同基本医疗保险制度间的不平等，对应措施不应是在城乡居民基本医疗保险下增设个人账户，而应取消个人账户（叶小兰，2017）。

有鉴于上述弊端，2019年，国家医保局会同财政部印发《关于做好2019年城乡居民基本医疗保障工作的通知》，其中提到，实行个人（家庭）账户的，应于 2020 年底前取消，向门诊统筹平稳过渡。国家医保局表示，城乡居民医保个人（家庭）账户取消并不会降低居民的医保待遇。从政府角度来讲，此举可降低医保基金统筹压力和财政压力。虽然此次改革并不涉及城职保制度，但取消城乡居保居民个人账户应是医保共济改革的第一步，此后很可能启动第二步改革，即取消城职保制度个人账户，最终让所有医保个人账户资金全部计入医保统筹基金。

（二）保障目标分析

医疗保障制度的保障范围易扩难缩。如匈牙利曾在计划经济时代实行免费的全民医疗保险，保障范围相对较广，之后为减轻资金压力出台了一些缩减保障范围的共付制度，但在短暂执行后就出于民众压力被迫废止（克莱门茨，2017）。

对于新农合的保障目标和保障范围，学者们观点不一。部分学者认为其应基于现实国情来定位，既受新农合过渡状态的限定，也需符合社会福利最大化原则，相比无法解决农民疾病风险的"保小病"与不具备条件的"全面保障"，"保大病"具有最大的社会效用，应统筹大病为主。部分学者认为新农合现行各地补偿方案受益面狭窄，只解决农民的大病风险，且普遍存在起付线高、封顶线低、报销比例小等问题，而对于大多数农民来说，现行界定的大病和住院发生概率较小，基本医疗需求却无法得到保障，预期收益较低，吸引力不足，并难以持久，也与农村初级卫生保健基本目标相悖，同时还易引起逆向选择与逆向转移支付。部分学者认为应将大病统筹（"保大"）与基本医疗保障（"保小"）相结合。

笔者认为新农合作为农村基本医疗保障，应把解决农民享受基本卫生服务的问题作为发展目标。但新农合在扩大受益面与增加抗风险能力间存在突出矛盾。在筹资水平不高的情况下，如果提高门诊补偿水平，则会减少用于补偿"大病"的资金，降低住院费用的补偿水平，进而降低新农合提高农民抗风险能力的效果；如果只补偿"大病"，又会由于受益面的狭窄，而影响大多数参合农民的积极性。

（三）对参保居民的支付方式分析

医疗保障制度对参保居民的支付方式，实质是建立合理的费用分担机制，以有效实现制度目标。

1. 起付线

即免赔额，指某一固定额度下的医疗服务支出，由投保者（患者）自负，医疗保险机构不予补偿，超过该额度后方以偿付。通常起付线都不高，不会导致超过投保者经济承担能力的后果。该设计可以起到以下作用：其一，增强投保者的医疗费用意识，针对就诊需求弹性较大的小病，令投保者压缩过量医疗需求、减少非必需医疗支出的效果，从而降低保费率，制止无效补贴；其二，由于一年内不发生或仅有少量医疗支出的群体占总体比重较大，发生大额医疗支出的群体占比较小，通过将大量小额医疗费用排除于医疗保险偿付范围外，可减少保险结算工作量，降低经办机构的管理成本；其三，降低交易成本，对于支出金额小且参保人能自留风险的情况可避免索赔。理论上起付线越低，参合居民的受益面和受益程度就越大，相反起付线越高，参合农民的受益面和受益程度就越小。因此起付线的合理设置难度较大，如过低，无法实现有效控制医疗费用的效果；但如过高，又可能超越部分投保者的经济承受能力，抑制其正常的基本医疗需求，不及时就医，小病拖成大病，反而增加医疗费用支出。因此在设定起付线时，通常需要综合考虑居民的经济承受能力、医疗机构级别、需求价格弹性等因素。新农合在门诊、住院补偿上会设定起付线，起付线以下的医疗支出由参合农民自行承担。

2. 共付保险

即按比例分担，指医疗保险机构在支付投保者医疗费用时，要求投保者自负补偿范围内的医疗费用的一定比例。设定共付比例有以下两个好处：一是限制道德风险引起的过度医疗支出；二是在降低医疗服务价格的同时，激励消费者寻求价格更低的医疗服务（Teresa et al.，2010）。如日本控制医疗费用的一项主要手段就是提高共付比例，其中雇主保险的共付比例从 1984 年开始的 10% 在 1997 年时提高到 20%，老人保险的共付比例从 1983 年开始实行，到 2000 年时提高至10%（Jeong & Hurst，2001；Babazono et al.，2003；Fukawa，2007）。M. 费尔德斯坦发现当美国的共付比例从 0.33 提高到 0.67 后，净福利每年可增加约 278 亿美元（以 1984 年价格计算）。保罗·费德曼（Paul Feldman，1991）更新了M. 费尔德斯坦的参数，估计因道德风险导致的年福利损失高达 330 亿美元至1090 美元的范围（以 1984 年价格计算）。肖诗顺（2008）发现在贵州医疗条件较好的县，当地新农合设置了较低的县级以上医院的共付比例，以鼓励患病农民在本县就医。但共付比例的设置也会有抑制消费者利用医疗服务的缺点。对应于目前的低筹资水平，新农合的共付比例较高，即患病农民的自付费用较多，这会导致只有具备一定支付能力的患病农民才能看得起病，并最终得到补偿，相反部分贫困群体会因无法承担自付的医疗费用而放弃就医（袁辉，2010；刘雅静，2010）。

　　对于参合农民发生的基本医疗服务的费用，目前新农合在门诊补偿、住院补偿中一般都规定参合农民需要自负一定比例，各地通常实行分级分段的补偿办法：其一是按医疗机构等级规定不同的补偿比例，等级越高，补偿比例越低，以引导患者向基层医疗机构流动；其二是按医疗支出类别规定不同的补偿比例，患者医疗支出越高，补偿比例越高，以减轻住院患者的经济负担。当前新农合补偿比例各县间差异较大，从20%~75%都有（白重恩等，2012）。这与医疗保险中的共付有相似处。共付比例与补偿比例相加应等于1。由于补偿比例对参保居民受益程度的影响更为直接，因此相比起付线、封顶线等制度设计因素，我国居民对此关注程度更高。但对于合理的共付比例，学者们观点不一。

　　3. 封顶线

　　即最高偿付保险限额，指第三方付费者给予其投保者赔付的最高金额，超过该额度的医疗费用需要患者自负。该设计可以起到以下作用：其一，规避个别巨额医疗支出给保险机构带来的赔付压力，避免医疗保险基金出险；其二，限制投保者对高额医疗服务的过度需求，限制医疗供给机构对高额医疗服务的过度提供；其三，保障投保者对医疗服务的基本需求，提高被保险人的受益面。但封顶线的设置某种程度上不符保险的本质，违背了医疗保险损失分担的原理，对于发生高额医疗费用的群体不能有效发挥分散风险的作用，因为大病、重病的经济风险大，发生概率低，正是所有医疗服务中最符合保险原理、"最需要保险"的部分（刘利，2012）。

　　新农合在门诊补偿、住院补偿中规定的封顶线即是医疗保险中的限额，有利于抑制消费者对医疗服务的过度需求和医疗机构对高额医疗服务的过度提供，从而避免因医疗支出膨胀导致的保费增加，也能扩大新农合覆盖水平。

　　4. 混合形式

　　实践中，通常是上述三种支付形式的混合运用，如对小额、门诊等医疗费用采用起付线方式，对一般地门诊、药品等医疗费用采用共付形式，对普通的住院费用采用一定金额下的小额共付形式，对长期住院或危重症等高额医疗费用，采用封顶线形式。在医疗基金规模和补偿范围既定的前提下，起付线、共付比例和封顶线三者间相互牵制，如起付线提高，封顶线降低，则共付比例会降低。目前新农合的保障水平并不高，起付线和共付比例较高，封顶线较低（白重恩等，2012）。三者在控制医疗费用的同时，也成为贫困群体享受新农合的制度障碍，应降低起付线、共付比例和提高封顶线以扩大农民受益面，但对于三者具体范围的确定，学者们方法和观点不一。

二、医保制度对医疗机构的偿付分析

医保制度如何对医疗机构（医疗服务供方）进行支付，属于控制医疗服务供方的工具。由于实践中合同签订双方（医疗服务购买方和医疗服务提供方）大都预期合同会在到期后自动展期，合同表现出软约束、关系型的特点，因此部分国家会在合同中增加"守门人"制度，以鼓励参保个人更多地选择初级医疗服务和门诊服务，避免医疗资源的滥用。

（一）对医疗机构的主要偿付方式分析

医保制度对医疗机构的偿付方式按不同标准可划分为不同类型。按照支付对象，付费方式可分为直接支付和间接支付。直接支付指被保险人在发生医疗费用后，由医保机构直接将费用支付给医疗机构；间接支付指被保险人在发生医疗费用后，被保险人先向医疗机构支付费用，再按相关保险规定向医保机构报销，由医保机构给予被保险人一定补偿。按照支付水平，可分为全额支付和部分支付。全额支付指医疗费用由保险机构全部支付，被保险人享受免费医疗；部分支付指保险机构只承担部分医疗费用，由被保险人按保险规定自负一定比例的医疗费用。按支付主体，可分为分离式和一体式。分离式指医保机构和医疗机构相互独立，前者负责医疗保险费用的筹集与支付，后者负责向被保险人提供医疗服务；一体式指医疗保险机构和医疗机构合二为一，既负责医疗保险费用的筹集与支付，也向被保险人提供医疗服务。按照支付时间，可分为预付制和后付制两大类。

本书主要按支付时间这一划分标准，进行分析。

1. 后付制

后付制是指在医疗服务发生后，根据医疗机构提供的医疗服务数量和费用给予偿付的办法。后付制属于事后补偿，医疗机构有利益动机增加医疗服务的项目和数量来增加自身收入，造成过度医疗消费。该模式下，医保制度的利益主体普遍发生偏移，定点医疗机构会成为最大的受益者。

2. 预付制

预付制是指在医疗机构提供医疗服务之前，医保基金管理单位就依照合同预先确定的标准向医疗机构提前支付医疗费用，标准形式多样，可以是按人头、按病种以及总额预付等。预付制属于事前给付制度，医疗机构必须承担当实际费用额超过预算付款额的风险，因此具备自动控制医疗费用的动机，可以减少诱导性消费。但该模式下医疗机构也会有相应策略以实现利益最大化，如在按病种付费方式下，医疗机构可通过减少医疗服务量来缩减医疗成本，或尽可能地靠拢最高限额；在按总额付费方式下，医疗机构可以推诿或拒绝接受危重病人。

（1）按项目付费。按项目付费，也称按服务付费，是最传统的一种付费方式。该模式下，医保基金管理单位事先制定补偿的医疗服务范围内的项目名录、各个项目的收费标准以及一些特别的限制和规定，如相应服务价格标准下的服务范围等，事后按照医疗机构提供医疗服务的项目、数量和质量，向医疗机构支付费用。该方式的优点：操作相对简单，管理费低，投保者的满意程度较高。

（2）按工资付费。该方式通常应用于公立医院等医疗机构。由于该方式下，医疗服务供给者，特别是医生得到的经济报酬，与提供的医疗服务的数量、质量没有明显联系，因此该方式的最大缺点是会导致医疗机构缺少激励或动机去提供数量更多和质量更好的医疗服务。

（3）按人头付费。该方式多见于对承担了专科和住院医疗"守门人"角色的全科医生及签约家庭医生的服务补偿。医保基金管理单位按照事先核定的每人平均费用定额，并结合签约医生所负责的投保者人数预付补偿金额。事后，如超额则处罚，节余则奖励。该方式的优点：可以抑制医疗服务需求方和供给方的道德风险，有利于控制小病的治疗费用；缺点是容易导致医生因控制医疗支出而减少服务数量、降低服务质量，最终可能因患者病情恶化而增加医疗总支出。因此实践中，该偿付模式通常会与对提供某些特别医疗服务给予总体定额补偿的特别津贴制度来结合使用。

（4）按病例付费。与按人头付费方式相似，该方式实践中也多见于对全科医生的服务补偿。该方式下，医疗机构通常会和医保基金管理单位或医保机构事前签订有关每个病人每个病例偿付费用定额的协议。由于病例数量固定，因此有关发病就诊次数的风险就由患者承担；每例病例的补偿费用固定，因此就诊费用超支的风险就由医生承担。该方式的优点：对医疗机构和参保居民，均能起到一定的抑制道德风险的作用；缺点和按人头付费的相似，容易导致医疗机构因控制医疗支出而减少服务数量、降低服务质量，不利于小病早治和根治，反而浪费医疗资源。

（5）按病组付费。诊断相关组（diagnosis related groups，DRGs）这一概念最早于 1976 年由两位美国学者 R. B. 法特（R. B. Fetter）和 J. D. 托姆普森（J. D. Thompson）提出。它是运用统计控制理论的原理，根据患者特征及所接受诊断、治疗的措施而形成以病例组合为基础的带有费率指定性的一种住院病人分类方法。其基本思想是通过医疗机构以外的因素来控制医疗机构的医疗费用，从而激励医疗机构通过合理诊断来控制患者的医疗费用。具体思路是根据住院患者的出院小结，按照 ICD－9－CM 的诊断码和操作码，参照个人特征、手术治疗、并发症或伴发病、出院转归和住院时间等病情及诊疗内容，使用聚类方法，将临床特征相同、住院时间和医疗资源消耗相近的出院患者，归入同一诊断相关组，并规定各组的编码及相应的偿付费用标准。DRGs 的分组程序及标准的确定，由于医疗技术的发展和实践中问题的发现，历经多次修正。沈华亮（1995）认为我国的病组费用标准主要有三种测算方法：其一是回顾性调查；其二是根据诊疗程序和各项医疗服务的收费标准测算；其三是病种成本核算。

与之相关的按病组付费方式是指医保基金管理单位采取按诊断相关组的定额预付款包干方式，基于医疗机构治疗的病例（即产出）来向医疗机构支付医疗费用，而非基于发生的医疗资源消耗（即投入）。该方式于 1983 年在美国我国范围内实行，一定程度上缓和、控制了医疗费用的增长速度及趋势，因此，法国、英国、澳大利亚、瑞典等发达国家陆续推行，菲律宾、柬埔寨等发展中国家也试点实行。陈瑶等（2009）基于我国某县新农合参合农民的住院费用样本，发现单病种定额付费支付方式对住院费用有显著控制效果。秦立建（2011）认为实行单病种付费改革可以促使医院管理方合理安排治疗手段，提高治疗效率，减少患者住院天数，降低住院费用。

但实践中该分组方法还是暴露出以下问题：因患者的个人差异、病情变化等因素降低了患者分组的科学性；不同医疗机构对同一诊断组患者发生医疗费用的不同，不仅是因工作效率的差异，也可能因患者病情的不同和医疗服务质量的不同；DRGs 费率支付的增长比例很多时候并不与医疗机构实际成本的增长比例一致；医疗机构可能减少患者住院期间的医疗服务，反而导致患者在医疗机构外医疗费用的增加；可能导致医疗机构的患者歧视，表现为不愿收治实际医疗费用可能高于定额标准的危重急症患者。

（6）按平均费用标准付费。该模式介于按项目付费与按病种付费之间。该模式的难点是如何确定平均费用标准，实践中采用较多的是回顾性调查分析法。首先，基于卫生统计学对样本量的要求，采取随机整群法抽取一定比例的门诊处方和检查单据，采取机械抽样法抽取一定比例的住院病例。在抽样时，通常每季度都应进行，以天为单位，样本量适中，不宜太大和太小。一位患者在一天内同次就诊的全部处方和检查单金额的合计值对应一个门诊人次费用，而非一张处方或一张检查单的金额。不合理的门诊人次费用，如重复用药等，应剔除出统计范围。由于门诊人次费用和住院人次费用呈偏态分布，而非正态分布，因此不应直接按算术平均数的方法计算，而应经过 log 转换等方法来处理。

除了回顾性调查结果之外，平均费用标准还包括医疗机构的平均门诊人次成本和平均住院人次成本、医保基金的最大偿付能力、该地区平均门诊人次费用和住院人次费用的历史数据及我国平均数据。

如果平均门诊人次费用和平均住院人次费用的实际发生值高于标准值，医保基金的管理部门只偿付超标准部分的一定比例，剩余比例的医疗费用由医院负担。相反，如果平均门诊人次费用和平均住院人次费用的实际发生值低于标准值，医保基金的管理部门将低于标准部分的一定比例奖励给医疗机构，剩余比例的医疗费用由医院负担。因此该方式能比按项目付费方式更好地控制医疗费用。

（7）以资源投入为基础的相对价值比率。该方式需要建立医务人员服务收费表，首先通过测量医务人员服务的资源投入成本，来计算每项服务的相对价值比率（resource-based relative value system，RBRVS），RBRVS是一种通过比较各种服务成本高低计算得到的以非货币单位表示的比率；其次，基于RBRVS数值、服务量和服务费用总预算，计算每个RBRVS单位应折合的金额，即RBRVS的货币转换系数；最后，将每项服务的RBRVS数值与对应的货币转换系数相乘得到此项服务的酬金价格，也就是收费金额。

医务人员服务的资源投入包含以下要素：第一，医务人员工作总投入，包括事前服务（直接诊疗前的准备活动）、事中服务（直接诊疗活动）、事后服务（诊疗后活动）；第二，业务成本，指服务中的经常性支出，如治疗失当的额外费用；第三，医务人员培训的机会成本，指医务人员毕业后在接受职业培训期间放弃的收入。

该方式下建立的医务人员服务收费表，可以作为审查医务人员报酬是否合理的客观标准之一，总体有利于抑制医疗费用的过快增长，可用于鼓励预防保健等医疗服务活动。但该方法未考虑医务人员能力的高低与患者病情的严重程度和复杂程度，而这两个因素均会对医疗资源投入水平发生重要影响。

（8）总额预算制。该方式的原则是：总量控制、结构调整。总量控制原则指通过特定公式预设医疗费用的预算总额。如果医疗费用实际总支出低于预算范围，则补足差额；如果医疗费用实际总支出高于预算范围，则不偿付超额部分。

预算总额的计算公式如下列公式所示：

$$E_{t+1} = E_t \left[\left(1 + MP_{t+1} + \Delta POP + \Delta AGE \right) \right] \tag{5.1}$$

$$MP_{t+1} = (1 - m) \times W_{t+1} + m \times P_{t+1} \tag{5.2}$$

$$\Delta POP = \frac{POP_{t+1}}{POP_t} - 1 \tag{5.3}$$

$$\Delta AGE = \frac{AGE_{t+1}}{AGE_t} - 1 \tag{5.4}$$

其中，E 为医疗保险基金总支出，t 为基期，MP 为医疗服务成本年增长率，m 医疗服务成本中非医务人员工资福利部分的比重，$1-m$ 为医疗服务成本中医务人员工资福利部分的比重，W 为工资福利年变动率，P 为医药类物价指数年变动率，ΔPOP 为参保人数年变动率，ΔAGE 为人口老化变动率。

住院费用基于前述的平均住院费用标准或按病种付费法确定，门诊费用基于按人次门诊费用标准付费法确定。平时医疗保险机构只支付给医疗机构医疗费用的一定比率，剩余部分待年终总结算。

结构调整原则是指提高劳务技术费部分在医疗机构医疗业务收入中的比重，降低药费所占比重。劳务技术费的收费标准制定应基于成本，体现知识、技术的价值。

该方式被某些学者认为是目前最有效的控制医疗费用上涨的付费方式（丁纯，2009），但通常资金分配方案取决于医疗机构的支出，而非对中长期医疗需求的分析，使得医疗预算在不同类别医疗服务上的分配缺乏灵活性，会产生反向激励，易造成医疗服务质量下降，因此需要在应用过程辅以一定的质量监督措施，并不断优化（克莱门茨，2017）。

（二）不同付费方式比较

不同的付费方式会对医疗机构产生不同的经济激励。在发挥医疗服务公益性特征的同时，保证医务人员获得较高的收入，方能发挥他们的工作积极性（蒋涌，2015）。有学者认为不同医疗服务购买方在付费方式上的差异会扭曲对医疗机构的激励机制，进而扭曲其医疗行为。目前东亚和太平洋地区的大多数国家的医疗机构过度依赖按服务收费，会产生不必要的医疗需求，以非必需支出的形式由医疗服务购买方承担，或以自付费用的形式转嫁给患者（克莱门茨，2017）。因此改进对医疗机构的付费方式并建立恰当的激励机制是提高医保制度效率的必要条件。理想的付费方式是医保制度能代表所有的参保者以较低的成本购买相对高质量的医疗服务，让医疗机构更多地承担医疗保险的道德风险。比如可借助从后付制改为预付制，以从供方角度控制道德风险，解决供方"诱导需求"。

但基于医疗机构控制服务成本的动力与提供医疗服务质量这两个维度，可发现不同付费方式各有长短（见表5-2），单一付费方式无法满足医保制度的全部要求。因此，近年来越来越多的国家、地区的医疗保障制度将付费方式由后付制、单一的按项目付费方式逐步转变为预付制、多种付费方式的组合，具体表现为：其一，对不同的医疗服务供给方采取不同的偿付模式，如对医院是按病组付费，对全科医生是按人头付费；其二，对某一类医疗服务供给方采取不同的付费模式，如英国对医院采用按人头、超额人次付费等方法。

表 5 - 2　　　　　　　　　　　　主要预付制付费方式比较

项目	医疗机构控制服务成本的动力	提供医疗服务质量	备注
按项目付费	适中	适中	操作简单
按工资付费	较弱	较差	—
按人头付费	较强	较差	—
按病例付费	适中	较差	能抑制需方道德风险
按病组付费	较强	适中	合理分组难度较高
按平均费用标准	适中	适中	合理确定平均费用标准难度较高
以资源投入为基础的相对价值比率方式	较强	较差	未考虑医务人员能力的高低与患者病情的严重程度和复杂程度
总额预算	较强	较差	—

资料来源：笔者根据相关文献整理。

（三）我国医保制度的付费方式分析

在 2005 ~ 2010 年，我国大多数地区的人均住院次数增长了一倍，2009 年和 2010 年国民医疗支出各环比增加了 20% 和 16.3%。[①] 卫生部利用 2008 年以来的国家卫生服务调查数据，认为非必需住院次数占比为 29.4%，人均住院成本增加速度高于或等于医保覆盖面扩大的速度，这在相当程度上是受到了按服务付费制度的激励。[②] 国内学者普遍认为我国医疗费用增长过快的主要原因之一就是大多数地区采取了基于成本的按项目付费这一后付制方式，有必要引入预付制以控制医疗费用的不合理增长，但应采取何种预付制的具体方式，研究结论并不统一。对于是否需要建立统一的偿付模式，学者们与决策层观点也不一致。有的认为要建立统一的偿付模式，重新调整激励机制，提高效率和控制成本，并有助于增进各群体之间的公平性（克莱门茨，2017）。有的认为对于不同层次和类型的医疗服务，应采取不同的付费方式设计（蒋涌，2015）。如越南政府试图从按服务付费转变为对住院患者按诊断相关组付费和对门诊患者按人头付费。

---

① 　资料来源：中国卫生事业发展统计公报（2005 ~ 2011 年）［EB/OL］，百度文库.
② 　陈妍. 公共医疗保障基金筹资机制研究［D］. 南开大学博士学位论文，2012.

同时，为保证公众能得到并负担得起医疗服务，我国政府将预防性医疗和基本医疗的价格定于低于成本的水平，将药品和高科技检查的价格定于高于成本的水平。该种价格体系会鼓励医疗机构将医疗资源从利润较低的基本医疗服务转向利润较高的领域；另外，由于医院获得的国家财政补贴减少，因此医院有动机和能力从医疗服务和药物的双重价格体制中增加自身收入。但这会导致医疗机构对高科技医疗设备的投资过多、药品支出占比过高及非必要治疗（蒋涌，2015）。2000年起，我国政府提高了专业医疗人员服务的收费标准，降低了高科技医疗服务的价格，希望能够改变价格扭曲的状况，但效果并不明显。

第二节　基本医疗保障基金支出模型构建

医保基金通常需要满足管理费、医疗补偿费用、体检资金、大病救助金和风险储备金等用途。其中，对参保居民医疗支出的医疗补偿费用是基本医保基金支出的主体，因此在构建支出模型时，首先需要估计参保居民发生的医疗支出，特别是在城乡一体化背景下居民的医疗消费是否表现出分层的特点，这种特点又会影响到对居民医疗支出估计模型的模型形式选择；此外还需考虑选择性偏误下医疗保障水平对于居民医疗支出的可能影响。

一、居民医疗支出估计模型构建

（一）医疗支出估计模型不同形式的比较

医疗服务需求为健康需求的衍生需求（induced demand），经济学文献中对健康与医疗服务使用及相关决策的理论分析框架主要有两种：一种是应用传统的经济学效用理论，假设消费者具有严格偏好，健康是与其他消费品一样的可供个人选择的产品，来分析决定健康需求的因素，"健康长寿是大多数人的重要目标，但并非每个人的唯一追求。它们可能与别的目标发生冲突，因此，某种程度上人们或许会放弃健康长寿这一目标……增加寿命年份的效用在价值上低于因运用时间及其他资源获得这段年份而放弃的效用"，[①] 代表是加里·贝克（Gary S. Becker）模型；[②] 另一种是健康被视为消费者出生时就具备的一定资本存量，

---

① ［美］加里·贝克尔. 人类行为的经济分析［M］. 王业宇，陈琪，译. 上海：上海三联书店，1996.

② Becker, Gary S. Human Capital［M］. Chicago, Illinois：University of Chicago Press, 1964.

年龄增长、患病等因素都会使消费者的健康存量减少，但也可借助健康投资（如使用医疗服务）来弥补健康资本存量的不足，由于不同消费者内外部条件的差异，个体健康存量的衰减、折旧率与维持、增加的速度会有显著不同，代表是格罗斯曼模型（Grossman，1972）。[①]

　　不同特征的人群因疾病风险、社会经济情况、就医概率和就医行为各异，发生的医疗支出也相应不同。段（Duan，1983）根据著名的美国兰德健康保险试验（rand hie）的数据，提出个人年度医疗支出的分布具有以下三个特点：首先，在任何特定年度，总人口中大约20%的个人不会发生医疗支出，其次，剩余80%的个人所发生的医疗支出为右偏的近似对数正态分布，最后，由于10%的个人因住院发生较高的医疗支出，分布的右尾比对数正态分布的要长。后续研究进一步修正了这一观点，认为以美国为代表的发达国家居民的医疗支出一般为大量零值及长厚右尾分布，即大部分人未发生医疗支出，小部分人有较高的医疗支出（二级护理），更小部分但不能忽略不计的人有非常高的医疗支出（三级护理）（Deb & Trivedi，2002；Sosa – Rubi，2004；Rein，2005）。让·克提阿（Rajkotia，2009）根据加纳国家医疗保险数据，发现该国个人医疗服务支出为大量零值及长薄右尾分布，与发达国家存在明显区别。研究显示虽然不同经济水平的国家间居民个人医疗支出的具体分布情况有差异，但分布的共同特点为，医疗支出结果变量无负值，大部分为零值，分布向正值高度偏斜（长右尾），且存在不少极端值（个人大额医疗支出）。因此，医疗支出估计模型只有适合医疗支出分布的这一基本特点，才能科学合理地对其估计。

　　受限因变量指因变量的观测值虽然连续，但在某一个点上被截取或者受到了限制，并不能完全反映因变量的真实状态。即因变量可分为截取（无限制）的和非截取（无限制）的两类，其分布为截取分布，是连续分布和离散分布的混合分布。在医疗支出模型中，医疗支出实质为在零值上受到限制的受限因变量。

　　对于受限因变量，学者们在实证研究中主要采用三类处理方式，创造并发展了多种常用的医疗支出估计模型，通过参数分析以产生可靠的行为推论，并得出未来医疗支出的可靠估计值。[②]

　　1. 第一类处理方式

　　放弃截取的因变量值和对应的自变量，对于非截取因变量值应用普通最小二

[①]　Grossman, M. The Demand for Health：A Theoretical and Empirical Investigation ［M］. New York：Columbia University Press for NBER，1972.

[②]　可靠意味着模型估计值既具有最小的均方误差（mean-squared error，MSE），又是一致和有效的（Duane，et al.，1983）。

乘法（ordinary least squares，OLS）或者断尾回归模型（truncated regression model）。由于放弃了截取的因变量值和对应的自变量，此类方式不能有效地利用全部样本信息，损失了大量信息，造成估计值有偏。

2. 第二类处理方式

对全部因变量应用普通最小二乘法。在医疗支出研究中代表性的模型形式有方差分析模型、协方差分析模型与一部模型。

（1）方差分析模型（ANOVA 模型）。

$$y_i = u + a_i + \varepsilon_i, \quad i = 1, \cdots, n \text{（下文同）} \tag{5.5}$$

式（5.5）中，y_i 为医疗支出（下文同），u 为总平均值，a 为医疗保险计划的影响，ε 为误差项。该模型的优点是可产生无偏估计值，缺点是当误差项为非正态分布时，估计值会受到支出极端值的影响而不够准确，并且此模型中没有包括人口统计学指标或与因变量明显不同的个人特征等常用协变量，因此，无法通过此模型评价协变量对医疗支出的影响（Duan et al.，1983；Wooldridge，2001）。

（2）协方差分析模型（ANOCOVA 模型）。

$$y_i = x_i \beta_1 + \varepsilon_i \tag{5.6}$$

式（5.6）中，x_i 为解释变量的一个（$k+1$）维行向量（$k < n$），β_1 为未知参数的一个（$k+1$）维列向量，其普通最小二乘法的估计值为 $\hat{\beta}_1 = (X'X)^{-1}X'Y$。该模型是对方差分析的改进，优点是在真实模型为线性即 $E(Y) = X\beta$，且误差项独立于 X 时，可产生无偏估计值，并且考虑了已知协变量对医疗支出的影响；缺点是与方差分析一样，在数据高度偏斜时对极端值比较敏感，估计不准确（Duan et al.，1983；Wooldridge，2001）。

（3）一部模型（one-part model，OPM）。

该模型首先将医疗支出数据进行双参数的博克斯 – 考克斯（Box – Cox）转换，再基于对数形式分析线性模型。

$$\log(y_i + c) = x_i \beta_2 + \varepsilon_{2i} \tag{5.7}$$

式（5.7）中，c 为常数，以避免医疗支出为 0 时对数无意义的情况，常选择 5 以最小化残差的偏斜度（Duan，1983）。该模型的优点是，转换后医疗支出的分布比原始形式更接近正态分布，减少了数据的偏斜度，避免极端值的影响，使得估计更为准确；如果误差项是正态分布，则 $E(y_i | x_i) = \phi \exp(x_i \beta_2) - 5$，$\phi = E[\exp(\varepsilon_{2i})] = \exp\left(\dfrac{\sigma_\varepsilon^2}{2}\right)$，通过合理估计 β_2 和 σ_ε^2，可得期望支出的估计值。缺点是大量医疗支出零值的存在、支出长右尾分布与对数正态化的差距，使得估计值

统计上不一致（Duan et al. , 1983；Wooldridge, 2001）。

3. 第三类处理方式

对全部因变量应用受限因变量模型。受限因变量模型指针对因变量观测值的特点，采取特殊的模型形式以估计总体参数，在医疗支出研究中代表性的模型形式主要有托比特模型（tobit model）、赫克曼样本选择模型（Heckman sample selection model）、两部模型（two-part model，TPM）等。

（1）托比特模型。托比特模型由托宾（Tobin, 1958）在研究耐用消费品需求时首先提出，适用于结果变量（医疗支出）在正值范围大致连续分布，但一部分结果变量会以正概率取值为 0 的情况。模型形式为：

$$y_i = \begin{cases} y_i^* = x_i\beta_3 + \varepsilon_{3i}, & y_i^* > 0 \\ 0, & y_i^* < 0 \end{cases}, \quad \varepsilon_{3i} \sim N(0, \sigma^2) \tag{5.8}$$

该模型在潜在误差项为正态分布和方差齐性时，通过最大似然估计法或其余基于似然的估计过程，可获得一致和渐进正态分布的估计值（Amemiya, 1985；J. Heckman, 1976, 1979）。由于 $E(y_i) = \Phi\left(\dfrac{x_i\beta_3}{\varepsilon_{3i}}\right) = x_i\beta_3 + \varepsilon_{3i}\Phi\left(\dfrac{x_i\beta_3}{\varepsilon_{3i}}\right)$，通过代入 β_3 和 ε_{3i} 的合理估计值，可得到 y_i 的估计值。该模型在后续研究中扩展出许多形式，薛小平（2006）应用托比特模型研究了山西省太原市城市居民医疗费用支出情况及其影响因素。但托比特模型共同的缺点是首先对误差项的正态分布和方差齐性假定非常敏感，如果误差项的参数分布形式设定错误，基于似然的估计量会不一致（Arabmazar, 1982；Goldberger, 1983）；即使这一设定正确，误差项的异方差性也会导致参数估计不一致（Maddala & Nelson, 1975；Hurd, 1979；Arabmazar, 1981）。[①] 其次托比特模型中以 $y > 0$ 为条件的期望值 $E(y|y>0, x)$ 与 $y>0$ 的概率 $P(y>0|x)$ 有密切联系，x_i 对 $P(y>0|x)$ 的影响与对 $E(y|y>0, x)$ 的影响一样，表现为期望值函数和概率函数中同一变量的系数必须相同（Wooldridge, 1999；孙焱林, 2003）。而医疗支出误差项的分布形式和方差齐性并不能满足托比特模型假设的严格要求，并且同一变量如年龄可能会对 $P(y>0|x)$ 和 $E(y|y>0, x)$ 有不同的影响（孙焱林, 2003）。

（2）两部模型（two-part model，TPM）。两部模型（Cragg, 1971；Poirier 和 Ruud, 1981）由两部分组成，第一部分通常用 probit 模型估计个体的医疗服务使用概率 $pr(y_i>0|x_i)$，第二部分可用多种方法估计在使用概率估计值为正下的个

---

① 后续提出了一些半参数估计方法放松这一假设。如配对差值估计（pairwise difference estimators），半参数最大似然估计和光滑的自相容方程（smoothed self-consistency equation）。

体医疗支出 $E(y_i|x_i, y_i>0)$，最后将两部分估计值相乘得出个人医疗支出的估计值，即：

$$E(y_i|x_i) = pr(y_i>0|x_i)E(y_i|x_i, y_i>0) \tag{5.9}$$

该模型结构与堪克（Kenkel，1990）提出的原则—代理理论一致，该理论认为个人是否就医的决策（原则）与个人特点相关，个人使用医疗服务的强度很大程度上取决于医疗系统的特点以及对医生的偏好（代理）。两部模型的优点是处理后的医疗支出分布接近正态分布，估计值更准确，同时又修正了一部模型中由于大量支出零值造成的估计值不一致。

（3）赫克曼样本选择模型。赫克曼样本选择模型（Heckman，1974，1976，1979）由选择方程和结果方程共同构成，其中选择方程通常用 Probit 模型来估计患病个体是否选择就医从而产生医疗支出：

$$p_i = \begin{cases} 1, & x_i\beta_4 + \varepsilon_{4i} > 0 \\ 0, & x_i\beta_4 + \varepsilon_{4i} \leq 0 \end{cases} \tag{5.10}$$

式（5.10）中，p_i 取值 1 代表就医发生医疗支出，否则为 0。结果方程估计就医个体的医疗支出：

$$\log(y_i|p_i=1) = x_i\beta_5 + \varepsilon_{5i} \tag{5.11}$$

ε_{4i} 和 ε_{5i} 都服从正态分布，并可能相关：$Cov(\varepsilon_{4i}, \varepsilon_{5i}) \neq 0$。在赫克曼样本选择模型下假设全部样本都应发生医疗支出，零医疗支出是患病个体不选择就医的结果。

本书选择两部模型而非赫克曼样本选择模型以估计医疗支出有以下三个原因：首先，赫克曼模型假设函数形式先验以及选择方程和结果方程中的误差项为联合正态分布，利用条件分布的非正态性与异方差性来估计 β_5，因此不能基于数据来估计或评价函数形式。该模型对联合正态分布假设非常敏感，而同时由于这个假设非常严格，非截取数据又是不可观测到的，因此无法判断假设是否满足。其次，赫克曼模型的似然函数不存在唯一的局部最大值（local maximum，Olsen，1975），且较难将选择效应从异方差性和非线性中分离出来，以得到医疗支出的一致估计值；相反两部模型的似然函数存在唯一的全局最大值（global maximum）（O'Brien，2009）。最后，赫克曼模型若包含了额外变量，可提高模型的表现，但同时会削弱联合正态分布假设的成立（Greene，2003）。非参数技术虽可改善这一问题，但其只能使用很少的回归元，因此无法将估计医疗支出的所有需要的变量包括在模型中。而半参数技术依然需要同样的分布假设，因此无法从根本上解决这一问题（O'Brien，2009）。

（二）两部模型的形式

理论上越适合医疗支出分布特点的估计模型会具有越好的估计效果，由于两部模型在上述模型中相对最适合医疗支出分布特点，所以应最适用于估计医疗支出。N. 段等（1982）、J. W. 汉和 R. J. 奥尔森（J. W. Hay & R. J. Olsen，1984）、D. K. 布劳等（D. K. Blough, et al.，1999）通过实证研究得出了与理论分析相同的结论。

实证研究中两部模型的第一部分通常用 probit 模型估计个体的医疗服务使用概率 $pr(y_i > 0 \,|\, x_i)$，第二部分可用多种方法估计在使用概率估计值为正下的个体医疗支出 $E(y_i \,|\, x_i, \; y_i > 0)$，常用的为普通最小二乘法和广义线性模型（generalized linear model，GLM）等几类估计方法。

1. 普通最小二乘法估计

普通最小二乘法估计有两种形式：线性形式和 Log 形式。线性形式下的估计模型与上文的协方差分析模型一样，形式最简单，不对非正态分布的医疗支出数据进行任何处理，所以估计值无偏但不够准确。

Log 形式下的估计模型与上文的一部模型相似，将非正态分布的医疗支出数据进行 Log 转换，再使用普通最小二乘法来估计线性模型，由于在使用概率估计值为正下不存在医疗支出零值，所以模型形式为：

$$\{E[\log(y_i \,|\, P_i > 0)]\} = \beta X_i + \eta lns_i + \varepsilon_i, \; \varepsilon_i \sim N(0, \; \sigma^2) \tag{5.12}$$

假设 $E(\varepsilon) = 0$，$E(x'\varepsilon = 0)$，ε 不需是独立同分布（independent identically distributed，i. i. d）。如 $\varepsilon \sim N(0, \; \sigma_\varepsilon^2)$，$E(y \,|\, x) = \exp(x\beta + 0.5\sigma_\varepsilon^2)$；如 ε 非正态分布，但为独立同分布，或 $\exp(\varepsilon)$ 的均值及方差为常数，$E(y \,|\, x) = E(\exp(\varepsilon)) \times \exp(x\beta)$；如 ε 与 x 异方差性，$\ln(E(y \,|\, x)) = x\beta + \ln(f(x))$，$\ln(E(y \,|\, x)) = x\beta + 0.5\sigma_\varepsilon^2(x)$。使用拖尾估计值（smearing estimator，SE）将对数形式的 y 值结果重变回原始形式以得到有用的结论，$SE = \exp(X_0\hat{\beta}) \times n^{-1} \sum \exp(\hat{\varepsilon}_i)$，$\hat{\varepsilon}$ 为估计残差。该方法的优点是当误差分布不取决于协变量的特性且正态假设成立时，拖尾估计值统计上一致，比线性形式普通最小二乘法估计更一致有效，缺点是由于使用概率估计值为正下的个体医疗支出分布高度偏斜，在将对数形式的结果重新变回原始形式时，即使使用拖尾估计值，异方差性依然会使普通最小二乘法估计偏斜和无效（Buntin & Zaslavsky，2004；Manning，1998；Manning & Mullahy，2001））。黄枫、甘犁（2010）在两部模型第二部分采用 Log 形式的普通最小二乘法估计方法研究医疗保险对我国城镇老年人总医疗支出和家庭自付医疗支出以及老年人死亡风险的影响。

2. 广义线性模型

广义线性模型估计方法于 1972 年首次被 C. 内尔德（Chris Nelder）和 R. W. 维德贝恩（R. W. Wedderburn）提出，它是基于常规正态线性模型的拓展（C. Nelder & R. W. Wedderburn，1972；McCullagh & C. Nelder，1989），与常规线性模型的区别是广义线性模型下随机误差的分布不需要满足正态性假设，与非线性模型的区别主要在于广义线性模型可以确定随机误差的分布，而非线性模型没有明确的随机误差分布假定（马彦辉，2008）。广义线性模型主要有三项构成要素：连接函数（link function）、线性预测子和方差函数。广义线性模型不用像 Log 转换的普通最小二乘法那样强行改变数据的自然度量，而假设可选择一种函数（连接函数）形式反映因变量期望值（$u = E(y \mid x)$）与模型的线性预测子（$x'\beta$）的关系，$g(u_i) = x_i' \beta_4$，$g(\cdot)$ 可以是 Log、Power、Identity、Probit 等形式；同时允许 y 的分布推广至指数族，指数分布族的概率密度形式为 $f(y, \theta, \phi) = e^{\left[\frac{y\theta - b(\theta)}{a(\phi)}\right] + c(y, \phi)}$，可选择一种方差函数反映因变量均值与方差间关系的分布，$Var(y \mid x) = \sigma^2 v(x)$，可以是正态（Normal）、二项（Binomial）、泊松（Poisson）、伽马（Gamma）分布等形式（McCullagh & Nelder，1989），其中伽马分布下 $u = \frac{1}{\theta}$，$v(y \mid x) = \gamma (u(x'\beta))^2$。由于广义线性模型在伽马分布下的 log link（5.13）和 power link（5.14）形式被普遍认为最能匹配保险索赔数据的特点，在精算与计量文献中最常被用于估计医疗支出，但何种形式更为适用并未达成一致结论（Klugman et al.，2008）。

log link 形式：
$$g(u) = \log(u) = \beta X_i + \eta Ins_i$$
$$u = E(y) \tag{5.13}$$

power link 形式：$g(\lambda, u) = \begin{cases} (u^\lambda - 1)/\lambda, & \lambda \neq 0 \\ \log(u), & \lambda = 0 \end{cases} = \begin{cases} u^\lambda, & \lambda \neq 0 \\ \log(u), & \lambda = 0 \end{cases}$ （5.14）

广义线性模型的优点主要为以下三点：其一，参数的无偏估计效果会比 log 转换的普通最小二乘法更好。由于广义线性模型是用连接函数把模型的线性成分（自变量线性组合）和随机成分（因变量的概率分布）连接起来，通过连接函数直接显示其原始形式的期望值如何与预测子相关，从而使转换后的响应变量期望值线性化，所以不需要像 log 转换的普通最小二乘法一样将结果从 log 形式再转换回原始形式，理论上参数的无偏估计效果会比 log 转换的普通最小二乘法更好。其二，数据适用面更广。广义线性模型使用最大似然估计，不再限定于正态假设下的同方差性，所以可以处理非正态分布的因变量，适用于连续性状和离散性状的数据。其三，广义线性模型的参数估计量表现为大样本正态分布，具有良好的统计性质（马彦辉，2008）。但部分研究者认为广义线性模型将年龄、性别等协变量的作用视为对所有病人都相同的设定与现实不符，无法反映人口异质性（Gerdtham & Trivedi，2000；Sosa - Rubi，2004；Rein，2005）。让克提阿（2009）基于加纳国家医疗保险数据，认为并无各评价指标下均最优的医疗支出估计模型，但广义线性模型的表现相对最优。

3. 有限混合模型

近年有学者将有限混合模型（finite mixture model，FMM）应用于医疗消费估计。该模型假设医疗消费是基于个人对医疗服务的潜在态度，而该态度无法在索赔数据中被观察到，即可能存在不可观察到的人口异质性，因此将样本分为不同亚群可提高估计准确度。FMM 假定数据来自 S 个不同的、不可观察的但参数可估计的亚群，每个亚群组成数占总体的比重为 π_j，$\pi_j \geq 0$（$j = 1，\cdots，S$），$\sum_{j=1}^{S} \pi_j = 1$，即 $\pi_S = 1 - \sum_{j=1}^{S-1} \pi_j$，并假设 $\pi_1 \geq \pi_2 \geq \cdots \geq \pi_S$。每个亚群内的个体概率是可估计的参数，观察值 i 的混合密度，$i = 1，\cdots，n$，由式（5.15）给定：

$$f(y_i | x, \theta) = \sum_{j=1}^{S-1} \pi_j f_j(y_i | \theta_j) + \pi_S f_S(y_i | \theta_S)，i = 1，\cdots，n \quad (5.15)$$

亚群密度由式（5.16）给定：

$$f_j(y_i | \theta_j) = \frac{\Psi(y_i + \gamma_{j,i})}{\Psi(\gamma_{j,i}) \Psi(y_i + 1)} \left(\frac{\gamma_{j,i}}{\lambda_{j,i} + \gamma_{j,i}} \right)^{\gamma_{j,i}} \left(\frac{\lambda_{j,i}}{\lambda_{j,i} + \gamma_{j,i}} \right)^{y_i} \quad (5.16)$$

θ_j 为未知参数的向量。$j = 1，2，\cdots，S$，$\lambda_{j,i} = \exp(x_i' \beta_j)$，$\gamma_{j,i} = \left(\frac{1}{a_j} \right) \lambda_{j,i}^k$，（$\beta_j，\alpha_j$）在亚群间不受限制。$E(y_i | x_i) = \bar{\lambda}_i = \sum_{j=1}^{S} \pi_{j\lambda_{ji}}$，$VAR(y_i | x_i) = \sum_{j=1}^{S} \pi_j \lambda_{ji}^2 \times (1 + \alpha_j \lambda_{ji}^{-k}) + \bar{\lambda}_i - \bar{\lambda}_i^2$。再针对各亚群应用 LOLS、GLM 等方法估计个体医疗消费。

有学者认为 FMM 相比 TPM 有以下三个优点：第一，常用的工具变量（如自评健康、慢性病患病状况等）并不能完全体现个体在健康状况方面的异质性，因此 FMM 将个体划分为医疗服务不同消费水平的亚群的分类方法，可更好地捕捉人口的异质性。第二，FMM 混合了全部样本医疗消费的正值与零值信息，相比 TPM 将个体分为医疗服务消费者（医疗消费正值）和未消费者（医疗消费零值）的做法更为灵活（Gerdtham& Trivedi，2001；Deb & Trivedi，2002）。第三，作为一种半参数估计方法，FMM 无须假设变量分布，即使潜在混合分布是连续的，

FMM 也能提供良好的数值估计（Heckman & Singer, 1984）。

目前应用 FMM 的医疗消费相关实证研究主要集中在发达国家，学者们结论不一（Cameron et al., 1998; Deb & Trivedi, 2002; Rajkotia, 2009; Lu et al., 2014; Besstremyannaya, 2015）。而不同国家的国民医疗消费情况会因经济发展水平、人口结构、医疗保险特征等因素有明显差异，发达国家的研究结论未必适用于我国等发展中国家。

我国基于微观数据对医疗消费影响因素的研究，大部分并未考虑消费分层，仅使用简单回归方法，部分学者采用了 TPM。他们基于 10 个省（区、市）城市家庭的调查数据，分别建立 TPM 和离散因素模型来估计不同因素对家庭医疗支出的影响。林相森、舒元（2007）使用 TPM 研究影响中国居民医疗消费的各种因素。黄金辉（2007）应用了与 TPM 相似的四部模型法。黄枫、甘犁（2010）采用 TPM 研究医疗保险对我国城镇老年人总医疗支出、家庭自付医疗支出以及死亡风险的影响。王新军、郑超（2014）评估了医疗保险对我国老年人的医疗支出、家庭医疗费用自付比重及健康水平的影响。刘明霞、仇春涓（2014）建立 TPM 和赫克曼模型分析参加三种基本医疗保险的不同年龄段老年人的住院行为和支出，并认为这两种模型在实证分析中没有本质差异。仇雨临、张忠朝（2016）认为"三重医疗保障"反贫困效果显著，能有效遏制农村贫困人口"因病致贫""因病返贫"。上述研究虽方法、结论不一，但他们在 TPM 第二部分基本只使用了 LOLS 或 OLS 模型，并未考虑模型间差异，也未进一步分析 FMM 在医疗消费分层上的适用性；就研究数据而言，多基于中国健康与养老追踪调查（CHARLS）、中国家庭收入调查（CHIP）、中国家庭追踪调查（CFPS）、中国健康与营养调查（CHNS）和中国家庭金融调查（CHFS）等社会调查数据中的相关项目，但其中许多数据项目对于医保基金的管理部门并不可得。

（三）变量设定及研究设计

1. 变量设定

F 区地处我国东南，2014 年撤市设区，并于 2016 年将新农合和城居保合并为城乡居保，全面实施新的基本医保政策，在当前城乡一体化的大趋势下具有一定代表性。2016 年 F 区城乡居保的全部参保居民共计 385309 人，全年 4066159 人次就诊（包括门诊和住院），发生医疗费用总计 97803.36 万元，其中医保范围内费用 84691.11 万元，总报销 45953.38 万元。由于 F 区医保管理部门的数据系统（下文简称医保系统数据）中只针对参保居民住院行为才有相应病因诊断数据，考虑到本书的解释变量设定及研究设计，本书将因变量 y_i 限定为第 i 个观察对象在 2016 年发生的住院医疗费用，包括相应药费。

基于医保系统数据，本书将解释变量 x_i 分为以下三大类：第一类，居民基本情况，包括年龄（AGE_1，＜18 岁赋值为 1；AGE_2，≥60 岁赋值为 1）、性别（GENDER，男性赋值为 1）。第二类，医疗机构情况，F 区医保管理部门将医疗机构划分为一级及以下、二级（HL_2）、三等（HL_3）三种情况。其中，三等包括三等甲级和三等乙级。第三类，疾病情况，与以往研究不同的是，本书基于国际疾病分类（ICD－10），[1] 参照北京协和医院国际分类家族合作中心的做法，将住院病因（EIP）分为流行性疾病（EIP_1）、全身性疾病（EIP_2）、发育性疾病（EIP_3）、损伤（EIP_4）、系统性疾病（EIP_5）、器官类疾病（EIP_6）、其他（EIP_7）七种。[2] 由于就住院病因和医院等级对医疗消费影响的研究结论不一，本书引入 HL * EIP 交叉变量。排除部分关键数据缺失的观测值，最终样本数据由 2016 年 F 区 383407 名参保居民的参保及住院费用报销数据组成。

样本人口的人均住院医疗消费情况（见表 5－3）。全部样本中女性人均住院费用为 1459. 49 元，高于男性，但住院样本中女性人均住院费用为 9682. 21 元，低于男性。大于等于 60 岁年龄组的人均住院费用在全部样本和住院样本中均最高。医疗机构等级组别中，无论是住院人次，还是住院医疗费用，均明显地向三等组集中。其中，在三等组医疗机构住院的人次高达 42132 次，占比 77. 61%；发生的医疗费用高达 45339. 25 万元，占比 82. 13%（见表 5－4）。

表 5 -3　　　　　　　　　样本人口人均住院医疗费用　　　　　　　　　单位：元

样本	总人均	性别		年龄		
		男性	女性	＜18 岁	≥18 岁，＜60 岁	≥60 岁
全部样本	1432. 73	1406. 02	1459. 49	389. 34	850. 98	3185. 62
住院样本	10168. 78	10727. 19	9682. 21	4148. 71	9661. 32	12164. 88

资料来源：F 区医保管理部门。

---

[1]　ICD 是世界卫生组织国际分类家族（WHO－FIC）中仅有的两个核心分类之一，该分组方式对所有影响到健康本身的情况进行编码，被世界各国视为最成熟、客观、稳定的分类结构。

[2]　流行性疾病：传染病和寄生虫病；全身性疾病：肿瘤、精神和行为障碍、妊娠/分娩和产褥期；发育性疾病：起源于围生期若干情况、先天畸形/变形和染色体异常；损伤：损伤/中毒的临床表现；系统性疾病：内分泌/营养和代谢、神经系统、循环系统、呼吸系统、消化系统、泌尿生殖系统；器官类疾病：血液/造血器官和免疫机制、眼和附器、耳和乳突、皮肤和皮下组织、肌肉骨骼和结缔组织；其他组：症状/体征和临床与实验室异常所见，不可归类在他处者，损伤/中毒的外部原因等。国际疾病分类（ICD－10）第二版内容简介及应用. 北京协和医院、世界卫生组织国际分类家族合作中心.

表5-4　　　　　　　　住院样本在不同等级医疗机构的住院医疗情况

医疗机构等级	住院人次		住院医疗费用		人次均住院医疗费用（元）
	次数（次）	占比（%）	金额（元）	占比（%）	
一级及以下	4607	8.49	35957804.76	6.51	7805.04
二级	7549	13.91	62692633.66	11.36	8304.76
三等	42132	77.61	453392513.40	82.13	10761.24

资料来源：F区医保管理部门。

2. 研究设计

针对医疗消费分层，本书采用两种处理方法。方法一，将样本划分为医疗服务消费和未消费亚群，建立 TPM 模型。TPM 的第一部分，本书进行多因素 Logistic 回归分析，比较纳入全部自变量的分析结果与纳入单因素分析有统计学意义变量的分析结果间的差别，以确定自变量筛选方法及模型分析结果。TPM 的第二部分，采用 LOLS 和 GLM 两种形式。就 GLM，通过 Park 检验，即建立残差序列对自变量的辅助回归模型，检验随机项的误差和自变量之间是否有较强的相关关系，以判断模型是否有异方差性，确定最优的方差函数；再通过 Pregibon link、Pearson 相关系数、修正的 Hosmer-Lemeshow 测试，确定连接函数。

方法二，将样本划分为医疗服务不同消费水平亚群，建立 FMM 模型。参照 FMM 常见的样本亚群划分数量（Deb & Trivedi, 2002；Rajkotia, 2009；Lu. etc, 2014；Besstremyannaya, 2015），本书采用两亚群模型（FMM2）、三亚群模型（FMM3）测试，在两种亚群数量下各自采用 LOLS 和 GLM 形式，再基于 lnL、AIC、GoF 值，确定 FMM 的亚群划分数量。并采用沃尔德检验分析亚群间的特征差异。

由于样本量足够大，使用样本等分（split sample）设计进行交叉验证，随机分割两"相等"样本，总样本量的 60% 作为测定样本（calibration sample），剩余 40% 作为效度样本（validation sample）。所有模型均基于相同的样本等分以保证模型间拟合程度的可比性。将每个预测模型在测定样本上进行估计，基于测定样本和效度样本的参数估计的统计指标，比较 TPM、FMM 各形式的适合度。

本书使用软件为 Stata 15.1。

（四）实证研究结果

1. TPM 模型

（1）TPM 第一部分。本书用 Logistic 回归估计个体的住院医疗服务消费概率。首先对自变量进行多重共线性检验，显示方差膨胀因子（VIF）最大值为4.207，均未超过5，条件指数最大值为48.196，表明自变量间存在一定程度的多重共线性，但不会对模型的回归与解释产生严重影响。并对交叉变量进行对中处理，以避免多重共线性问题。

采用两种方法筛选自变量。方法一是纳入全部自变量，使用逐步后退法，剔选概率为 pe（0.05）、pr（0.06），表 5-5 显示住院病因变量均对住院概率有显著影响，其 OR 值显示患该种病的参保居民需要住院治疗时住院概率与未住院概率的比值，EIP_1、EIP_2、EIP_3、EIP_5、EIP_6、EIP_7 属于强关联，EIP_4 属于中等关联。医院等级变量中 HL_2、HL_3 有显著影响，其 OR 值显示参保居民在该等级医疗机构需要住院治疗时住院概率与未住院概率的比值，HL_2 属于中等关联，HL_3 属于强关联。性别属于弱关联。相对于 18~60 岁人群，18 岁以下人群（AGE_1）为保护因素。$EIP_2 \times HL_3$、$EIP_5 \times HL_3$、$EIP_6 \times HL_3$ 的 OR 值均显示为强关联，其中患 EIP_2 且前往三等医疗机构就诊的参保居民需要住院治疗时住院概率与未住院概率的比值达到 48.895。

表 5-5　　TPM 下住院概率多因素 Logistic 回归分析结果（纳入全部自变量剔选）

变量	Coef	S. E	Wald	df	Sig.	OR	95% C. I.	
							下限	上限
constant	-2.387	1.092	8.880	1	0.002	0.008	—	—
AGE_1	-0.158	1.954	5.115	1	0.019	0.009	0.001	0.274
AGE_2	1.285	0.895	4.203	1	0.031	7.904	2.006	28.614
GENDER	1.072	0.487	5.092	1	0.041	0.052	0.005	0.896
HL_2	0.638	0.486	3.094	1	0.044	1.943	1.102	6.925
HL_3	1.095	0.796	3.118	1	0.043	4.063	1.195	10.176
EIP_1	0.288	0.932	4.006	1	0.032	4.804	1.02	24.112
EIP_2	2.983	1.506	7.817	1	0.005	21.001	2.091	296.071
EIP_3	1.064	0.673	3.590	1	0.037	6.026	1.325	20.693

续表

变量	Coef	S. E	Wald	df	Sig.	OR	95% C. I.	
							下限	上限
EIP_4	0.784	0.451	3.056	1	0.048	2.019	1.078	6.012
EIP_5	1.136	0.785	5.028	1	0.020	6.995	1.826	35.085
EIP_6	1.867	0.988	6.801	1	0.007	11.974	1.859	81.066
EIP_7	1.702	1.003	6.721	1	0.008	10.906	1.991	71.053
$EIP_2 \times HL_3$	1.947	0.782	5.152	1	0.016	48.895	4.024	38.277
$EIP_5 \times HL_3$	1.135	1.096	6.306	1	0.011	7.89	1.981	34.864
$EIP_6 \times HL_3$	1.367	0.798	4.901	1	0.027	7.804	1.645	32.908

资料来源：笔者计算所得。

方法二是先进行单变量 Logistic 回归，显示有统计学意义的自变量为 HL_3 及住院病因变量组，再将上述变量进行多因素 Logistic 回归分析。经对比，发现 lnL 从方法二下的 -2064.03 提高至方法一下的 -1871.06，对照卡方表，差异显著，说明方法一下多加入的自变量 AGE_1、AGE_2、$GENDER$、HL_2 有统计学意义。因此 TPM 第一部分本书采用纳入全部自变量的 Logistic 回归模型及其分析结果。

（2）TPM 第二部分。对于消费概率估计值为正下的个体住院医疗消费，本书采用 LOLS 和 GLM 两种形式分别建模。就 GLM，Park test 显示 Gamma 分布是最优的方差函数；Pregibon link、Pearson 相关系数、修正的 Hosmer - Lemeshow 测试显示 log link 相比 power link 是更优的连接函数，因此确定 GLM 的形式为 Gamma 分布下 log link。

在 LOLS 和 GLM 下，除 EIP_7 外的"住院病因"变量、医院等级变量中的 HL_3、交叉变量 $EIP_6 \times HL_3$、年龄变量 AGE_2 及 $GENDER$ 均对住院医疗消费有统计上显著的积极影响。LOLS 中其他对住院医疗消费有积极影响且统计显著的变量为 AGE_1、HL_3。GLM 中其他对住院医疗消费有积极影响且统计显著的变量为 EIP_7、$EIP_2 \times HL_3$、$EIP_5 \times HL_3$（见表 5 - 6）。

表 5 - 6　　　　　　　　　　TPM 下住院医疗消费的参数估计结果

变量	LOLS		GLM gamma/log link	
	Coef	Robust SE	Coef	Robust SE
constant	4.072	(0.116)	9.95*	(1.308)
AGE_1	0.063*	(0.042)	0.329	(0.182)
AGE_2	0.356**	(0.039)	1.396**	(0.285)
GENDER	0.746**	(0.040)	0.429**	(0.297)
HL_2	0.039*	(0.020)	0.291	(0.020)
HL_3	0.195**	(0.028)	0.349**	(0.284)
EIP_1	0.236*	(0.089)	0.909*	(0.849)
EIP_2	0.461**	(0.014)	1.812**	(0.268)
EIP_3	0.147**	(0.014)	0.701**	(0.127)
EIP_4	0.475*	(0.026)	1.557**	(0.119)
EIP_5	0.598**	(0.031)	0.868**	(0.291)
EIP_6	0.907**	(0.026)	0.957*	(0.514)
EIP_7	0.290	(0.034)	0.628*	(0.207)
$EIP_2 \times HL_3$	0.161	(0.031)	0.408*	(0.297)
$EIP_5 \times HL_3$	0.868	(0.065)	1.021*	(0.191)
$EIP_6 \times HL_3$	0.155*	(0.029)	0.758*	(0.383)

注：*、**、***分布表示该估计值在10%、5%、1%水平上是统计显著的。
资料来源：笔者计算所得。

2. FMM 模型

对于样本亚群数量的确定，本书分别建立 FMM2 和 FMM3 测试。基于样本数据及亚群密度函数，FMM2 将参保居民划分为医疗服务低消费者（亚群一）与高消费者（亚群二），在 LOLS 下比重分别为85.27%和14.73%，在 GLM 下比重分别为90.12%和9.88%；FMM3 将参保居民划分为医疗服务低消费者（亚群一'）、中等消费者（亚群二'）及高消费者（亚群三'），在 LOLS 下比重分别为 70.78%、21.34% 及 7.88%，在 GLM 下比重分别为 77.83%、10.98% 及 9.19%。

表 5 − 7 可见 FMM2 下 LOLS 的 lnL 值为 − 2461、AIC 值为 2489、GoF 值为 175.8，均优于 FMM3 下 LOLS 的相应指标值；FMM2 下 GLM 的 lnL 值为 − 7542、AIC 值为 7570、GoF 值为 104.2，也均优于 FMM3 下 GLM 的相应指标值。因此本书确定 FMM 亚群数量为 2，即将参保居民划分为医疗服务低与高消费者亚群。

表 5 − 7　　　　　　　　　　FMM 适合度检验结果

变量	FMM2		FMM3	
	LOLS	GLM	LOLS	GLM
lnL	− 2461	− 7542	− 2523	− 7884
AIC	2491	7572	2563	7924
GoF	175.8	104.2	243.9	126.8
自变量数量	15	15	20	20

资料来源：笔者计算所得。

对于 FMM2 的亚群一，在 LOLS 和 GLM 下，"住院病因"变量中的 EIP_1、EIP_2、EIP_4、EIP_5 和 EIP_6 及医院等级变量中的 HL_3 年龄变量中的 AGE_2 均对住院医疗消费有统计上显著的积极影响。GLM 中其他对住院医疗消费有积极影响且统计显著的变量为 AGE_1、EIP_3 与交叉变量 $EIP_2 \times HL_3$。LOLS 下 GENDER 变量有显著的消极影响。对于亚群二，在 LOLS 和 GLM 下，除 EIP4. EIP7 外的"住院病因"变量，医院等级变量中的 HL_3 年龄变量中的 AGE2. GENDER、交叉变量 $EIP_5 \times HL_3$ 均对住院医疗消费有统计上显著的积极影响。GLM 中其他对住院医疗消费有积极影响且统计显著的变量为 HL_3、EIP_4、EIP_7 及 $EIP_2 \times HL_3$（见表 5 − 8）。

表 5 - 8   **FMM2 下住院医疗消费的参数估计结果**

项目	变量	LOLS		GLM gamma/log link	
		Coef	Robust SE	Coef	Robust SE
亚群一	constant	-0.781	(0.130)	5.706	(0.318)
	AGE_1	-0.137	(0.047)	0.084a	(0.045)
	AGE_2	0.635a	(0.404)	0.847a	(0.094)
	GENDER	-0.163a	(0.197)	-0.396	(0.051)
	HL_2	-0.052	(0.036)	0.016	(0.002)
	HL_3	0.106a	(0.047)	0.218b	(0.094)
	EIP_1	0.051a	(0.036)	0.076a	(0.037)
	EIP_2	0.184a	(0.116)	0.219a	(0.070)
	EIP_3	0.025	(0.008)	0.013b	(0.015)
	EIP_4	0.031a	(0.006)	0.064a	(0.074)
	EIP_5	0.010a	(0.002)	0.016a	(0.017)
	EIP_6	0.053a	(0.036)	0.038a	(0.016)
	EIP_7	0.009	(0.085)	0.015	(0.014)
	$EIP_2 \times HL_3$	0.034	(0.027)	0.038a	(0.037)
	$EIP_5 \times HL_3$	0.341	(0.059)	0.296	(0.068)
	$EIP_6 \times HL_3$	0.092	(0.055)	0.098	(0.034)

续表

项目	变量	LOLS		GLM gamma/log link	
		Coef	*Robust SE*	*Coef*	*Robust SE*
亚群二	*constant*	2.715	(0.450)	8.926	(0.563)
	AGE_1	0.146	(0.046)	0.203	(0.089)
	AGE_2	7.351b	(0.362)	9.492b	(0.671)
	GENDER	0.175b	(0.003)	0.340a	(0.076)
	HL_2	0.085	(0.045)	0.088a	(0.031)
	HL_3	2.906a	(0.348)	9.764a	(0.703)
	EIP_1	0.449a	(0.065)	0.563a	(0.125)
	EIP_2	0.521a	(0.140)	0.831b	(0.096)
	EIP_3	0.430a	(0.042)	0.452a	(0.037)
	EIP_4	0.364	(0.060)	0.373a	(0.059)
	EIP_5	0.685a	(0.079)	0.828b	(0.086)
	EIP_6	0.407a	(0.098)	0.435a	(0.050)
	EIP_7	0.208	(0.031)	0.312a	(0.117)
	$EIP_2 \times HL_3$	0.075	(0.036)	0.112a	(0.125)
	$EIP_5 \times HL_3$	0.109a	(0.093)	0.196a	(0.205)
	$EIP_6 \times HL_3$	0.082	(0.039)	0.094	(0.047)

资料来源：笔者计算所得。

　　对比亚群一和亚群二，不仅影响显著的自变量不同，且同一自变量在不同亚群下的系数也有差异。如住院病因变量中的 EIP_5 在 LOLS 下亚群一和亚群二的系数分别为 0.010 和 0.685，在 GLM 下的系数为 0.016 和 0.828；医院等级变量中的 HL_3 在 LOLS 下亚群一和亚群二的系数分别为 0.106 和 2.906，在 GLM 下的系数为 0.218 和 9.764；年龄变量中的 AGE2 在 LOLS 下亚群一和亚群二的系数分别为 0.635 和 7.351，在 GLM 下的系数为 0.847 和 9.492。

　　为进一步分析亚群间的特征差异，本书采用沃尔德检验：住院病因、医院等级、年龄及性别参数在亚群间相同的零假设。表 5 - 9 可见三组参数向量的 P 值均大于0.05，即拒绝零假设，说明在参保居民医疗低消费与高消费亚群间住院病因、医院等级及年龄的确存在差异，但在性别上并未存在差异。

表5-9　　　　　　　　　FMM2下亚群间参数差异的检验结果

参数	Wald test	d. f.	P 值
住院病因	9.03	7	0.371
医院等级	8.17	2	0.145
年龄	7.24	2	0.204
性别	5.46	1	0.042

资料来源：笔者计算所得。

3. 交叉验证

表5-10可见对于测定样本，FMM2下LOLS形式的lnL和GoF指标表现均优于TPM下的LOLS形式，FMM2下GLM形式的表现也优于TPM下的GLM形式。基于效度样本的测算结论相同。比较不同模型的对数似然值，发现LOLS形式在FMM2下的lnL值均高于TPM下的，其中测定样本平均高29.31，效度样本平均高21.83。GLM形式的lnL值在FMM2下也高于TPM下的，其中测定样本平均高132.54，效度样本平均高125.36。

表5-10　　　　　TPM与FMM交叉验证下的对数似然值及GoF值结果

样本	FMM 优选百分比				lnLFMM − lnLTPM					
	LOLS		GLM		LOLS			GLM		
	lnL	GoF	lnL	GoF	Mean	Min	Max	Mean	Min	Max
测定样本	100	100	100	100	29.31	9.05	35.17	132.54	96.08	157.25
效度样本	94	100	100	100	21.83	10.16	33.42	125.36	70.53	136.11

注：FMM 优选百分比表示：基于对应指标，FMM2 优于 TPM 的百分比。
资料来源：笔者计算所得。

二、医疗保障水平对居民医疗支出的影响研究

微观计量经济学中最常见的问题之一就是样本选择问题。有些未包括在计量

经济模型中的因素，其影响会体现在随机误差项里，当这些因素与样本数据的选择相关时，就会产生选择性偏误（selection bias）问题。具体到关于医疗支出的研究上，选择性偏误的表现之一就是易发生医疗支出的群体可能会更倾向于购买或参与医疗保障。假如存在选择性偏误，但研究中未注意到这一点的话，就会夸大医疗保障对于医疗支出的影响（O'Brien，2009）。

因此，本书在考虑选择性偏误的前提下，基于调研数据，进一步研究医疗保障水平对参保居民医疗支出的影响。

（一）样本数据收集及描述

1. 样本数据收集

本书选择 F 区城乡居保的全部参保居民为样本母体，采用分层随机抽样方法来抽取样本。样本街道（镇）共计 18 个，按经济发展与城市化水平可分为三类地区，分别为 F 区的主体城区、经济相对发达地区和工业化、城市化水平较落后的传统农耕区。本书从上述三类地区中各随机抽取一个街道或镇，在每个街道或镇中随机抽取高、中、低收入水平的 3 个村，再于 2017 年 2 ~ 3 月在每个村中随机直接入户进行问卷调查。由于研究利用 2016 年内调查对象发生的医疗费用作为卫生服务利用的指标，因此调查时排除了在 2016 年才参加城居保或投保商业健康保险的居民，这样设计的目的是保证在时序上居民参与医疗保险这一关键解释变量在因变量之前，以尽量避免模型的联立性问题。调查共收回 903 份问卷，剔除重要指标缺失样本，① 最终得到有效样本 885 个（见表 5 – 11）。

表 5 – 11	本研究抽样方法
采样步骤与采用规模	采样方法
区（县）：F 区	目的性
街道（镇）：3 个	随机
居民：265 户 885 人	随机

资料来源：笔者计算所得。

---

① 学者们对于缺失题项问卷的处理方法主要有三种：均值替代、插值法和直接删除。由于本书在实证研究中使用了一定数量的虚拟变量，如"年龄"变量设定为男性 = 1，女性 = 0，采用均值替代法下的处理结果会出现介于 0 ~ 1 之间的变量值，既无法解释，也与现实不符。同时，由于本书采用的 stata 软件对于缺失项的处理方式为自动删除缺失题项的问卷，因此，本书采用删除法，即剔除了重要指标缺失的样本。

　　本书分别从调查问卷内容的设计、数据质量与代表性的检验两方面，采取有效措施以保证样本数据质量。调查问卷包括居民基本情况、医疗保障情况、医疗费用及报销情况和医疗利用情况四大部分的内容。调查问卷的人口特征、社会经济特征、健康状况部分内容以第五次我国卫生服务调查表为基础，再结合样本地区的实际情况，先进行了小规模的试调查，并听取了当地相关专家和行政人员的意见和建议，进行一定调整（调查问卷详见附录）。本书主要使用玛叶指数（Myer's Index）来衡量样本数据的质量。① 调查样本的玛叶指数为9.03，说明本书的调查样本不存在年龄偏好。

　　2. 样本数据描述

　　本次调查的有效样本为885人，有261人在2016年度发生了医疗支出，本书将其称为患病样本。下面本书从人口特征、社会经济特征、健康状况、医疗服务利用及医疗保障特征五大方面描述全部样本和患病样本的状况。

　　（1）人口特征。全部样本的平均年龄为41.07岁，65岁以上人群所占比重为13.67%。患病样本的平均年龄为46.05岁，65岁以上人群所占比重为26.44%。这可能与老年人口更易生病有关。联合国规定65岁以上人口占总人口的比例超过7%或60岁以上人口占总人口的比例超过10%的国家或地区就属于人口老年型国家或老年型社会。我国已于2000年进入老龄化社会，80%的医疗资源用于老年人口，且老龄化程度不断加深（蒋涌，2015；金春林、李芬主，2018）。虽然我国农村地区人口出生率高，生活水平低，医疗卫生条件差，人口老龄化速度应低于城镇。但由于近年我国大量的青壮年劳动力从农村流入城市，这在降低城镇老年人口比重的同时，提高了农村实际老龄化程度。自2005年起，我国开始出现人口老龄化的城乡倒置现象，2010年后这一趋势加速发展。样本人群的老龄化程度高于2013年我国农村平均水平13.1%，② 这可能是由于当地农村经济相对发达，农民生活水平的提高与医疗条件的改善，使得农村居民期望寿命延长的关系。

---

　　① 该方法的检验思路是用年龄作为逻辑评判的依据，人群中人口年龄实际分布与理论分布差额的绝对值之和，即为玛叶指数。该指数的取值范围为0~90，0代表该人群的年龄分布严格符合理论分布，不存在任何堆积即年龄偏好现象，相反90代表该人群的全部人口年龄均为同一数字结尾，堆积现象非常严重。由于在一般情况下，人群的各年龄组均会发生死亡、迁移等现象，且死亡率、迁移率组间会不一致，因此人口年龄实际分布会与理论分布有一定偏差。但玛叶指数也不应大于60，如果大于60，则意味着该调查样本的数据存在着严重的堆积现象。

　　② 资料来源：2013年，第五次我国卫生服务调查数据（自1993年开始，每五年在我国范围内开展一次的国家卫生服务调查，这是我国规模最大的居民健康询问调查。2018年，第六次我国卫生服务调查数据至本书出版日，尚未对外公布）。

全部样本的男性百分比为 52.77%，男性的平均年龄为 37.2±18.3 岁，低于女性平均年龄 38.0±18.6 岁。从不同性别的年龄构成来看，年龄小于 15 岁的儿童在男性中占 14.13%，高于女性儿童所占的比重 10.05%；65 岁以上的老人在男性中占 11.56%，低于女性老人所占的比重 16.03%，这些可能是男性平均年龄偏低的部分原因。患病样本的男性百分比为 45.98%，低于女性所占比重，这可能是女性对疾病更为敏感以及老龄人口比重更高等原因所造成的。

样本人群中，15 岁及以上的人口数为 777，占总人数的 87.80%。在这部分群体中，未婚、已婚、离婚及丧偶的人群数占总人数的比例分别为 22.27%、73.36%、0.39% 和 3.99%。

本研究共调查了 292 户家庭 885 人，户均人数为 3.03 人。样本人群中与家庭成员同住的人口占总人口的比重为 59.10%，未与家庭成员同住的原因主要是去外地务工或经商。最新的卫生服务调查数据显示，农村平均家庭规模从 1998 年的 3.1 人，下降到 2013 年的 3.0 人。家庭规模的缩小，既改变了传统文化下大家庭内相互扶助和依存的结构关系，也提高了农村家庭负担老人系数。

（2）社会经济特征。个人所受教育状况既是衡量社会发展水平的重要标志，也是个人素质的体现，会影响到自身的收入水平、生活习惯以及健康意识等。样本人群中，初中教育水平的人数最多，占总样本数的 34.58%；高中、中专、职业技术学校教育水平的比重占比 27.23%；大学及以上的人数占比最少，为 9.60%，但大大高于卫生服务调查的农村数据。这可能是由于 F 区农村经济相对发达，农民的受教育意识及教育费用的负担能力都相对农村平均水平要高，此外可能有部分高学历群体会为了能够继续得到其户口所属乡村的福利而放弃原本从高校毕业后可转为城镇居民的机会。

全部样本人群 2016 年的家庭人均年可支配收入的均值为 27165 元，患病样本的家庭人均年纯收入的均值为 24082 元，低于全部样本人群。

在统计工作中，通常把家庭消费支出类别划分为食品、衣着、居住、家庭设备用品及服务、医疗保健、交通通信、文教娱乐等。由于本书的主要目的是了解农民医疗支出情况，故着重考虑食品、医药卫生支出占总支出的比重。2016 年，全部样本人群的家庭人均生活消费支出的均值为 18105 元。患病样本的家庭人均生活消费支出的均值为 12235 元，低于全部样本，但医药支出的比重明显提高。考虑到患病样本的家庭人均年纯收入低于全部样本人群，这或许说明一旦农民患病，会给所在家庭造成一定的疾病经济负担。

经济学上，食品开支与家庭消费开支之比，即恩格尔系数（Engel's coefficient），经常被用来反映生活质量的高低。根据联合国的标准：恩格尔系数高于60%的为绝对贫困，50%～60%为温饱，40%～50%为小康，30%～40%为富裕，小于30%为最富裕。全部样本群体的恩格尔系数为30.71%，患病样本的恩格尔系数为41.38%，高于全部样本。有学者指出农民的恩格尔系数低于40%未必意味着农民的生活水平已经优于城市居民，而往往是由于农民所消耗的食品多为自家种植，其价值被低估所致（黄金辉，2007）。

（3）健康状况。样本人群中两周患病率、慢性病持续到两周内患病率和高血压患病率，均高于人口普查数据中的农村均值，分别为31.07%和14.24%。这可能是与 F 区的老龄化趋势造成的老年人口较多有关，也可能是由于 F 区农民的健康意识及就诊意识有所提高。按疾病别分析，样本人群中所患慢性病排名居首的是高血压，患病率达到54.24‰，其次为胃肠炎和类风湿关节炎，患病率分别为11.30‰和7.91‰。

（4）医疗服务利用状况。两周就诊定义为医生询问过病情，做过诊断或开过处方即为一次就诊，在村卫生室进行连续性注射或输液时，一个疗程算为一次就诊。两周就诊率指每一百名调查人口中，两周内因疾病或损伤去医疗卫生机构就诊的人次数。年住院率指年度内每一百名调查人口的住院人次数。[①]

样本人群的两周就诊率为14.8%，高于2013年城市和农村的均值；年住院率为9.0%，与2013年农村均值相同，但低于城市地区的9.1%。这反映了样本人群的医疗服务需求能够较有效地转化为医疗服务利用（见表5-12）。

表5-12　　　　　样本人群与我国城乡居民的医疗服务利用情况比较　　　　单位：%

指标	两周就诊率	年住院率
样本人群	14.8	9.0
城市	13.3	9.1
农村	12.8	9.0

注：表中"城市""农村"表示2013年城市、农村调查地区均值。
资料来源：2013年第五次国家卫生调查报告。

人均医疗费用（门诊费用、住院费用和药费）可以反映个人由于疾病治疗发生的损失。样本人群中发生门诊的人均门诊费用总值为321.86元，实际报销比

---

① 笔者根据《2013中国卫生服务调查研究》的定义及计算方法。

例为 36%；发生住院的人均住院费用总值为 9453.06 元，实际报销比例为 31%（见表 5 - 13）。门诊和住院的实际报销比例均低于城乡居保名义报销比例，这是由于就诊中发生的部分费用项目并未列入城乡居保的保障范围。此外值得关注的是，患慢性病的群体发生的医疗费用中，门诊费用占更高的比重，这可能是由于慢性病诊疗的特点之一就是需长期不间断门诊就医，长期甚至终生服药或治疗，这一现象也和上文提到的部分学者的发现是一致的。

表 5 - 13　　　　　　　　　　　患病人群人均医疗支出　　　　　　　　　单位：元

样本	变量	总值	报销	自负
门诊样本	门诊支出	321.86	115.87	205.99
住院样本	住院支出	9453.06	5010.12	12.56

资料来源：笔者计算所得。

（5）医疗保险情况。全部样本人群均参加了城乡居保，其中 12.77% 的农民有商业健康保险，患病样本中有 8.04% 有商业健康保险。男性群体拥有商业健康保险的比重要比女性群体更高；在各年龄段中的 0～14 岁群体与在各收入等级中的家庭人均纯收入高于 16000 元的群体，拥有商业健康保险的比重是最高的；生活自理能力受损群体无人拥有商业健康保险；且农民对于城乡居保的满意度越低，该群体拥有商业健康保险的比重相应越高。

健康保险是将被保险人的身体为保险标的，使被保险人在发生疾病或意外事故导致伤害时发生的医疗支出和收入损失获得经济补偿或给付的一种人身保险，以疾病的发病率和意外伤害事故的发生率为计算保费的基础。样本人群拥有的下述几类商业健康保险在缴纳的保费、保障期限等方面都有较大的区别（见表 5 - 14）。

表 5 - 14　　　　　　　样本人群拥有的不同类别商业健康保险间的差异

项目	购买方式	保费高低	保障期限	保障范围
学生平安保险	可单独购买	较低	较短	以对意外伤害及相应医疗支出的保障为主

项目	购买方式	保费高低	保障期限	保障范围
附加险形式的商业健康保险	不可单独购买	免费或较低	较短	大病保障充分
主险或组合险形式的商业健康保险	可单独购买	中等或较高	较长	大病保障充分或还包括意外、寿险等综合保障

资料来源：各主要保险公司的代表健康保险产品资料，经笔者整理。

其中，样本人群中投保比例较高的学生平安保险，简称"学平险"，是我国少年儿童投保范围最广、最普遍的一种保险，最大的特点是保费相对其他的商业人身保险较为便宜，同时保障范围广泛，包括意外伤害、意外伤害医疗以及住院医疗在内的多项保障，如平安人寿保险公司的平安宝贝卡和平安呵护成长卡、太平人寿保险公司的太平福娃卡等。学平险的保障内容、个人缴纳的保费与保障额度和投保人数有关，不同公司的不同产品间也会有一定区别。以有样本购买的平安呵护成长卡为例，面向的投保年龄为 6～18 岁，保费为 100元，保险期限为 1 年，保障内容及赔付金额包括意外伤害赔付 5 万元、意外残疾 5 万元、意外伤害医疗 0.5 万元、城市交通意外身故 5 万元与城市交通意外医疗 0.5 万元。

重大疾病保险险种按购买性质可分为主险、附加险和组合险，各有优缺点。作为投资连结险、万能险等带有理财性质的人身保险附带产品的商业健康保险，通常属于重大疾病保险险种中的附加险，不可单独购买，保费相对作为主险购买而言较便宜，大病保障比组合险充分，但保险期限较短，续保时需再次核保，因此客户的最大风险是一旦患病却可能反而被保险公司拒保。以有样本购买的泰康人寿保险公司的泰康 e 理财万能险定投计划为例，其在产品说明书中指出客户可拥有额外身故保障：在被保险人身故时，除了保单账户价值以外，还将获得额外赔付，额外身故保障在非意外身故时为保单账户价值的 5%，因意外身故时提高至 10%；重大疾病及可选身故保障：客户可自由选择的保障，客户根据自身需求，支付风险保障费用，保险金额由客户自行确定（最高不超过 50 万元），保费将直接从万能投资账户中扣除。

样本人群所拥有的商业健康保险有相当比例（45.13%）属于在校学生购买

的带有半强制色彩的学生平安保险，① 32.74% 是作为投资连结险、万能险等带有理财性质的人身保险的附带产品，仅有 22.12% 为纯粹的商业健康保险（作为主险或组合险购买）。这同时造成了商业健康保险在人群分布上的一些貌似奇怪的现象，如在教育水平为小学及以下的人群中，同时参加城乡居保并拥有商业健康保险的比例达到了 30.43%，这主要是由于在校的小学生基本都购买了属于商业健康保险的学生平安保险。此外值得注意的是，65 岁及以上的样本人群均未拥有商业健康保险，这可能和老年人在商业健康保险市场上受到保险机构的歧视有关，有相当数量的商业健康保险的投保对象限定为 60 周岁以下的人群，或对老年人索取较高的保费，即所谓保险公司的风险选择行为。

从拥有不同医疗保障的样本人群的医疗服务利用情况来看，拥有商业健康保险的群体的两周就诊率为 17.59%，高于无商业健康保险的群体；但其年住院率为 8.85%，低于无商业健康保险的群体（见表 5－15）。

表 5－15　　　　　　　拥有不同医疗保障的样本人群的医疗服务利用情况　　　　　　单位：%

指标	两周就诊率	年住院率
全部样本	14.80	9.04
有商业健康保险	17.59	8.85
无商业健康保险	15.41	9.31

资料来源：笔者计算所得。

（二）研究设计

对于选择性偏误问题，学者们通常使用倾向分数配对模型（propensity score matching，PSM）、二阶最小二乘法（two stage least squares，2SLS）、赫克曼模型以及处理效应模型（treatment effect model，TEM）等方法进行处理。关于赫克曼模型的优缺点上文已有论述，下面对其他几种方法的适用性进行分析以选择合理的研究方法。

1. 对于选择性偏误问题的常用处理方法

（1）倾向分数配对模型。P. R. 罗森包姆和 D. B. 鲁宾（P. R. Rosenbaum &

① 之所以将学生平安保险称为带有半强制色彩，是因为笔者在调研中发现，理论上学生平安保险是由学生自愿决策是否购买的，但实际中往往是以学校、年纪或班级为单位进行投保，极少会有学生放弃购买该保险。

D. B. Rubin，1983）提出的倾向分数配对模型，包括建立倾向分数模型以估计倾向分数、建立结果产出模型以估计因果效应两个步骤。首先将各种可观察到的因素作为协变量，在一组给定协变量的条件下，将各个样本成为处理组的条件概率的估计值作为倾向分数；如果基于某一判断标准，处理组和控制组样本估计得到的倾向分数具有相同的分布范围，可由此得到两个样本组的协变量分布范围也相同的推论。再配对全部样本，对于基于倾向分数能够成功配对的样本，计算配对样本组间的结果变量差异以有效估计因果效应。该方法的优点是通过简化配对指标，降低对数据的要求，且不需考虑函数形式，但缺点是模型中的协变量必须包括所有会影响结果变量的可能存在的因素，以便在不增加偏差的同时降低估计的处理效应方差，同时不能包括与结果变量无关的因素，以免在不能减少偏误的同时增加估计干预效果的方差（Brookhart，2006）。考虑到现实中个人医疗保险决策会受到许多不可观测因素的影响，无法被全部包含在倾向分数配对模型的协变量中，因此本书不采用倾向分数配对模型研究样本的选择性偏误。

（2）二阶最小二乘法。二阶最小二乘法的本质思想是当模型的解释变量具有内生性时，使用工具变量来估计可能被模型遗漏的重要变量，从而解决选择性偏误问题。二阶中的第一个阶段将结构模型转换为简约式方程，应用普通最小二乘法，将简约式方程的估计式作为工具变量；第二个阶段再通过一种特殊形式的工具变量法，得出结构参数的估计值，即二阶最小二乘估计量。该方法的优点是选择的工具变量与其所代表的内生说明变量相关性最强，满足了选择工具变量的唯一性和合理性，从而可以有效排除内生解释变量中包含的随机误差（曹定爱、张顺明，2000）。考虑到本书的研究目的，医疗保险变量虽具有内生性，但样本数据中缺少关于商业健康保险等不同医疗保险具体保障情况与内容的变量，也无法找到一个合格的工具变量，既与个人拥有的医疗保险相关，又与影响医疗支出的误差项不相关，不能满足 2SLS 的要求，因此本书不采用二阶最小二乘法研究样本的选择性偏误。

（3）处理效应模型。处理效应模型自出现以来就受到了许多计量经济学家的重视（Rosenbaum & Rubin，1983；Angrist，1991；J. Heckman，1997；Wooldridge，1997；Chen，1999），并广泛应用于劳动经济学领域的实证研究。

当个人可选择是否采取某项政策或决策时，会相应存在两种互相排斥的不同结果，其一为采取该决策后的结果，其二为未采取该决策后的结果。现实生活中，对于个人而言，上述两种结果不可能同时存在。而处理效应模型通常建立在一个"反现实"（counter-factual）的框架下，即假定个人可同时做出采取及不采取决策这两种选择，相应同时存在两种结果，只是仅其中一个的结果能被观测到。因此处理效应模型使用一个选择变量（设为 N），当个人采取某项决策时，$N=1$，所导致的结果为 Y_1；反之，$N=0$，结果为 Y_0，从而可构造一个三元随机变量（Y_0，Y_1，N）。$E(Y_1-Y_0)$ 就为个人是否采取某项决策所导致的不同结果的差异，即平均处理效应（ATE）。平均处理效应的估计量可通过 Y 和 N 的随机样本观测值来构造（朱平芳、王培，2010）。显而易见，处理效应模型的假定非常适用于本书的研究。

如要保证平均处理效应的估计量具有一致性，N 和（Y_0，Y_1）之间必须假定是独立的，但这一假定较难成立。因为例如考察医疗保险对居民医疗支出的影响时，该独立性假定就意味着居民是否购买医疗保险与其发生的医疗支出无关，而现实中个人是否购买医疗保险的决策，很可能与医疗保险的收益（疾病经济负担的减轻）有关。学者们应用了多种方法以放宽处理效应模型的这种独立性条件，这里列举以下三种方法：方法一，可以通过收集到控制选择变量 N 的个人特征信息，使得 N 和（Y_0，Y_1）间的独立减弱为条件期望独立，并使用普通最小二乘法回归方法得到平均处理效应的估计值（Rosenbaum & Rubin，1983），但条件期望独立假设在实际应用中通常仍难以被满足。方法二，使用工具变量法，但 M 的合格工具变量实际应用中较难找到。方法三，将选择变量 N 的结构引入处理效应模型中，相对前两种方法，该方法可以使得基于微观数据构造的统计量更为可靠，并增加模型的稳健性（朱平芳、王培，2010）。因此，本书选择第三种处理方法，将是否购买商业健康保险这一选择变量引入处理效应模型中。

2. 双变量 probit 联立方程模型（BPSEM）和处理效应模型的结构设计

由于随着城乡居保的迅速发展，本书的样本人群均参与了城乡居保。因此对于居民拥有的医疗保障水平是否会影响其医疗服务消费，本研究主要是从居民除城乡居保外拥有的商业健康保险的角度出发进行实证研究。

基于对处理效应模型的分析，就本书讨论的商业健康保险与医疗支出而言，现实中居民面临了两个二项决策问题，即是否购买商业健康保险与是否发生医疗支出，并相应会产生四种结果，即"购买商业健康保险，发生医疗支出""购买商业健康保险，未发生医疗支出""未购买商业健康保险，发生医疗支出"和"未购买商业健康保险，未发生医疗支出"。

为了准确推断商业健康保险及其他因素对居民的医疗支出所产生的影响，必须有效处理样本的选择性偏误问题。基于对上述各种方法优缺点的比较以及在医疗支出研究上的适用性分析，本书在选择性偏误存在的假定下，仍采用两部模型的结构，模型的第一部分建立双变量 probit 联立方程模型，包括一个估计个体商业健康保险购买概率的 probit 模型与一个估计个体医疗支出发生概率的 probit 模型；模型的第二部分为处理效应模型，并将是否购买商业健康保险这一选择变量引入到处理效应模型中，即包括一个估计个体商业健康保险购买概率的 probit 模型与一个估计个体医疗支出的 Log 转换的普通最小二乘法模型。此外，基于处理效应模型的 $rho(\rho)$ 和 λ 的正负方向、统计显著程度可用来判断究竟是否存在选择性偏误及其影响。

（三）变量定义和模型结构

1. 变量定义

（1）被解释变量。被解释变量为总医疗支出变量。总医疗支出（TME）：反映调查对象在 2016 年于医疗机构就诊发生的全部医疗支出，由门诊支出、住院支出加总得到，包括相应药费。

（2）解释变量。解释变量分为医疗保险特征、人口特征、社会经济特征、健康状况、交通条件五大类。各变量的具体名称、定义及对应的调查问卷问题见表 5 - 16。

表 5 - 16　　　　　　　　　　　　　　　变量定义

变量符号	变量名称	变量类型	定义	对应问题
医疗保险特征				
$CIns$	商业健康保险	D	"是"等于 1；"否"=0	2.6 2.8
人口特征				
Age	年龄（岁）	C	年龄	1.1
$Male$	男性	D	"是"等于 1；"否"=0	1.2
$Married$	婚姻	D	"是"等于 1；"否"=0	1.3
$Hsize$	家庭规模（人）	C	家庭成员数量	1.4
$Lwfm$	与家庭成员同住	D	"是"等于 1；"否"=0	1.5

变量符号	变量名称	变量类型	定义	对应问题
社会经济特征				
Edu	教育	Q	最高受教育程度。分为小学及以下（包括文盲和半文盲）、初中（Edu2）、高中、中专和职业技术学校（Edu3）、大专及以上（Edu4）四类；"是"等于1，"否"=0	1.6
Income	收入（元）	Q	2011年家庭人均纯收入。分为低及次低、中等（Income2）、高及次高（Income3）三类；"是"等于1，"否"=0	1.7
Owork	外出务工	D	"是"等于1；"否"=0	1.9
健康状况				
ADL	生活自理能力	Q	ADL受损；"是"等于1，"否"=0	1.10
Sah	自我健康评价	Q	自评健康良好；"是"等于1，"否"=0	1.11
交通条件				
Traffic	交通便利	D	符合城乡居保及商业健康保险报销条件的医疗机构的交通条件是否方便；"是"等于1，"否"=0	4.3

注：变量类型中C表示连续变量、Q表示虚拟定性变量、D表示虚拟二分变量。
资料来源：笔者设定。

2. 模型结构

本书在选择性偏误存在的假定下，仍采用两部模型的结构，来分析医疗保险特征对于农民医疗支出的影响。模型的第一部分建立双变量probit联立方程模型，包括一个估计个体医疗保险购买概率的probit模型与一个估计个体医疗支出发生概率的probit模型；

$$
\begin{cases}
CIns_i = \gamma_1 Age_i + \gamma_2 Male_i + \gamma_3 Married_i + \gamma_4 Hsize_i + \gamma_5 Lwfm_i + \gamma_6 Edu_i \\
\quad + \gamma_7 Income_i + \gamma_8 Owork_i + \gamma_9 ADL_i + \gamma_{10} Sah_i + \gamma_{11} Traffic + \varepsilon_i \\
\Pr[P_i = 1] = \Pr[\eta' CIns_i + \chi_1' Age_i + \chi_2' Male_i + \chi_3' Married_i + \chi_4' Hsize_i \\
\quad + \chi_5' Lwfm_i + \chi_6' Edu_i + \chi_7' Income_i + \chi_8' Owork_i + \chi_9' ADL_i + \chi_{10}' Sah_i \\
\quad + \chi_{11}' Traffic + \varepsilon_{2i} > 0], \quad \varepsilon_i \sim N(0, 1)
\end{cases}
\quad (5.17)
$$

式（5.17）中，$CIns_i$ 为虚拟二分变量，即当农民个人购买任何商业健康保险时，定义为1，否则为0。由该式可得到估计值 $\hat{\gamma}_1$，然后对每个 i 计算逆米尔斯比率（inverse mills ratio，Johnson，1970），进行联立估计。逆米尔斯比率是标准正态概率密度函数与标准正态累积密度函数在 $\hat{\gamma}_i$ 处的值之比，其表达式为：

$$
\lambda_i = \frac{\phi(X_i, \hat{\gamma}_i)}{\varphi(X_i, \hat{\gamma}_i)}
\quad (5.18)
$$

式（5.18）中，X_i 为除了医疗保险特征以外的其他一系列个人特征变量，包括 Age、Male、Married、Hsize、Lwfm、Edu、Income、Owork、ADL、Sah 和 Traffic；$\phi(X_i, \hat{\gamma}_i)$ 与 $\varphi(X_i, \hat{\gamma}_i)$ 分别表示以 $X_i \hat{\gamma}_i$ 为变量的标准正态分布的概率密度函数与累积密度函数。假设误差项 ε_i 和 ε_{2i} 服从联合正态分布，即 ε_i，$\varepsilon_{2i} \sim BVN(0, 0, 1, 1, \rho')$，其中，$\rho'$ 是 ε_i 和 ε_{2i} 的相关系数。

模型的第二部分为处理效应模型，利用 $CIns_i = 1$ 的观测数据，估计在使用概率值为正下的个体医疗支出，包括一个估计个体医疗保险购买概率的 probit 模型与一个估计个体医疗支出的 Log 转换的普通最小二乘法模型。

$$
\begin{cases}
CIns_i = \gamma_1 Age_i + \gamma_2 Male_i + \gamma_3 Married_i + \gamma_4 Hsize_i + \gamma_5 Lwfm_i + \gamma_6 Edu_i \\
\quad + \gamma_7 Income_i + \gamma_8 Owork_i + \gamma_9 ADL_i + \gamma_{10} Sah_i + \gamma_{11} Traffic + \varepsilon_{3i} \\
\log(y_i \mid P_i > 0) = \gamma_1' Age_i + \gamma_2' Male_i + \gamma_3' Married_i + \gamma_4' Hsize_i + \gamma_5' Lwfm_i \\
\quad + \gamma_6' Edu_i + \gamma_7' Income_i + \gamma_8' Owork_i + \gamma_9' ADL_i + \gamma_{10}' Sah_i + \gamma_{11}' Traffic + \hat{\lambda}_i \rho' \sigma
\end{cases}
$$

$$(5.19)$$

y_i 基于不同的研究对象，分别代表总医疗支出、门诊支出和住院支出，由于处理效应模型中的 ε_{3i} 和 $\varepsilon_{4i}\sigma$ 相关，因此，式（5.19）中的两个方程可联立估计。

（四）实证估计结果

从表 5-17 的分析结果可见，"商业健康保险" 变量对于医疗支出的发生概率有积极的影响，且统计上显著。其他对于农民医疗支出发生概率有积极影响且统计上显著的变量为 "年龄""婚姻""高中教育水平""中等收入""高及次高收入" 和 "交通便利"。同时，$Rho = 0.27$，且 $p = 0.05$ 说明医疗支出的发生概率上存在选择性偏误，具体表现为更易发生医疗支出的农民会更倾向于购买商业健康保险，以获得更高的医疗保障水平。

表5-17　　双变量probit联立方程模型下医疗支出发生概率的估计结果

变量	商业健康保险购买概率		医疗支出发生概率	
	Coef	Robust SE	Coef	Robust SE
constant	-0.376*	(0.284)	-1.054**	(0.064)
CIns	—	—	0.141*	(0.427)
Age	-0.021	(0.113)	0.062*	(0.034)
Male	0.514*	(0.038)	0.209	(0.058)
Married	-0.372	(0.045)	0.219*	(0.047)
Hsize	0.030	(0.107)	0.038	(0.089)
Lwfm	0.020*	(0.115)	0.018	(0.118)
Edu2	0.126*	(0.28)	-0.307	(0.035)
Edu3	0.075*	(0.049)	0.126*	(0.350)
Edu4	-0.296	(0.051)	-0.278	(0.048)
Income2	-0.015*	(0.038)	0.105*	(0.025)
Income3	0.762**	(0.084)	0.381*	(0.072)
Owork	-0.039	(0.118)	0.184	(0.193)
ADL	0.04	(0.172)	0.018*	(0.054)
Sah	0.016	(0.035)	0.208	(0.097)
Traffic	0.015	(0.032)	0.506*	(0.044)
Rho	—	—	0.27	
Wald	—	—	P = 0.05	—

注：*表示$p<0.1$，**表示$p<0.05$。
资料来源：笔者计算所得。

处理效应模型下"商业健康保险"变量对于医疗支出的发生值有积极的影响，且统计上显著。其他对于农民医疗支出发生值有积极影响且统计上显著的变量为"年龄""婚姻""高中教育水平""中等收入""高及次高收入"和

"ADL""交通便利"。其他对于农民门诊支出发生值有消极影响且统计上显著的变量为"与家人同住"和"交通便利"（见表5－18）。同时 $\lambda = -0.15$，且 $p = 0.05$ 说明医疗支出的发生值上存在选择性偏误，具体表现为发生高医疗支出的农民会更倾向于购买商业健康保险。

表 5－18   处理效应模型下医疗支出的估计结果

变量	LOLS （医疗支出估计）		Probit （商业健康保险购买概率）	
	Coef	Robust SE	Coef	Robust SE
constant	6.57	(0.232)	1.035	(0.574)
CIns	0.249 **	(0.045)	—	—
Age	0.008 *	(0.001)	−0.005	(0.003)
Male	0.116	(0.025)	0.206 *	(0.081)
Married	0.075 *	(0.024)	0.131	(0.052)
Hsize	−0.017	(0.068)	−0.056	(0.265)
Lwfm	−0.216 *	(0.058)	−0.324 *	(0.329)
Edu2	0.184	(0.023)	−0.115	(0.002)
Edu3	0.225 *	(0.019)	0.096	(0.008)
Edu4	−0.071	(0.038)	−0.277	(0.117)
Income2	0.294 **	(0.032)	−0.126 *	0.009
Income3	0.165 *	(0.046)	0.319 *	(0.305)
Owork	0.009	(0.001)	−0.008	(0.004)
ADL	0.035 *	(0.021)	0.005	(0.002)
Sah	−0.102	(0.056)	0.248	(0.028)
Traffic	−0.237 *	(0.038)	0.044	(0.073)
R^2	0.08	—	—	—
λ	—	—	−0.15	P = 0.05

注：* 表示 $p < 0.1$，** 表示 $p < 0.05$。
资料来源：笔者计算所得。

三、基本医疗保障基金支出模型构建

根据医疗保险的测算原理及基金具体情况，基本医保基金的支出通常主要是医疗补偿费用、管理费、体检资金、大病救助金和风险储备金等用途。许多地区在新农合或城居保制度外，另行设立大病保险制度，用于补偿额已超过最高封顶线、但仍会造成参保个人因病致贫、因病返贫病例的救助。部分国家或地区的医保基金管理方会将部分基金作为保费，向更高层次的医疗保险机构或其他保险机构投保，即再保险，从而扩大风险的分散范围，提高补偿能力，但我国的新农合、城居保制度基本未进行这一操作。本书在基本医保基金支出中未将大病救助金、再保险保费包括在内。

因此，将基本医保基金支出模型构建为：

$$TE = CE + RR + PE + ME \tag{5.20}$$

式（5.20）中，TE 表示基本医保基金总支出，CE 表示医疗补偿费用，RR 表示风险储备金，PE 表示体检资金，ME 表示管理费。

（一）医疗补偿费用 CE

学者们对于医疗补偿费用有以下测算方法：

1. 基于历史数据测算

$$CE_{t+1} = (A_t \times \theta_{1t} + B_t \times \theta_{2t})(1 + P) \tag{5.21}$$

式（5.21）中，CE_{t+1} 为第 $t+1$ 年医疗补偿费用估计值，A_t 为第 t 年人均门诊费用，B_t 为第 t 年人均住院费用，θ_{1t} 为第 t 年门诊报销比例，θ_{2t} 为第 t 年住院报销比例，P_t 为第 t 年物价因子。

在式（5.21）基础上，可按不同标准对参保居民进行分层。

如按参保居民的年龄分层，建立式（5.22）：

$$CE_{t+1} = \Big[\sum_{a=1}^{n} (A_{at} \times \theta_{1at} + B_{at} \times \theta_{2at})/n \Big](1 + P_t) \tag{5.22}$$

式（5.22）中，a 为年龄组序号，n 为年龄组数，A_{at} 为第 a 年龄组第 t 年人均门诊费用，B_{at} 为第 a 年龄组第 t 年人均住院费用，θ_{1at} 为第 i 年龄组第 t 年门诊报销比例，θ_{2at} 为第 i 年龄组第 t 年住院报销比例，其余变量含义同上。

按参保居民的年龄、资格水平分层，建立式（5.23）：

$$CE_{t+1} = \Big[\sum_{b=1}^{n+4} (A_t \times \theta_{1bt} + B_{it} \times \theta_{2bt}) \Big]/(n+4)(1 + P_t) \tag{5.23}$$

式（5.23）中，b 为年龄、资格组序号，$b = 1, 2, \cdots, n$ 表示一般在职职工的年龄组序号，$b = n+1, n+2, n+3, n+4$ 分别表示离休干部、老干部、高级干

部、普通退休人员组序号，其余变量含义同上。

按参保居民的年龄、资格水平、所属地区分层，建立式（5.24）：

$$CE_{t+1} = \sum_{c=1}^{k} \left\{ \left[\sum_{b=1}^{n+4} (A_{bt} \times \theta_{1bt} + B_{bt} \times \theta_{2bt})/(n+4) \right] \right\} (1+P_t)/k \quad (5.24)$$

式（5.24）中，c 为地区序号，k 为地区数量，其余变量含义同上。

2. 建立 Logistic 模型和对数线性回归模型预测

预测门诊发生概率，有式（5.25）：

$$P_1 = \frac{1}{1+e^{-Z_1}} \quad (5.25)$$

式（5.25）中，P_1 为门诊月发生概率，$Z_1 = \alpha_0 + \alpha_1 X_1 + \alpha_2 X_2 + \cdots + \alpha_n X_n$，$X_i$ 为门诊医疗服务消费的各项影响因素。

预测门诊发生费用，有式（5.26）：

$$LogY_1 = \alpha_0 + \alpha_1 X_1 + \alpha_2 X_2 + \cdots + \alpha_n X_n \quad (5.26)$$

式（5.26）中，Y_1 为患者的月门诊费用。

预测住院发生概率，有式（5.27）：

$$P_2 = \frac{1}{1+e^{-Z_2}} \quad (5.27)$$

式（5.27）中，P_2 为住院年发生概率，$Z_2 = \beta_0 + \beta_1 X_1 + \beta_2 X_2 + \cdots + \beta_n X_n$，$x_i$ 为住院医疗服务消费的各项影响因素。

预测住院发生费用，有式（5.28）：

$$LogY_2 = \beta_0 + \beta_1 X_1 + \beta_2 X_2 + \cdots + \beta_n X_n \quad (5.28)$$

式（5.28）中，Y_2 为患者的住院费用。

$$F_t = \left\{ \left[12 \sum_{i=1}^{n} (P_{1i} Y_{1it} \times \theta_{1it} \times \delta_1 + \sum_{i=1}^{n} P_{2i} Y_{2it} \times \theta_{2it} \times \delta_2) \right]/n + M_t \right\} (1+P_t)$$

$$(5.29)$$

式（5.29）中，P_{1i} 为第 i 个参保者的门诊月发生概率，Y_{1i} 为第 i 个参保者的月门诊费用，P_{2i} 为第 i 个参保者的住院年发生概率，Y_{2i} 为第 i 个参保者的年住院费用，δ_1 为门诊保险因子，δ_2 为住院保险因子，其余变量含义同上。

加入医院级别因素，有式（5.30）~式（5.33）：

$$P_{1l} = \frac{1}{1+e^{-Z_{1l}}} \quad (5.30)$$

$$P_{2l} = \frac{1}{1+e^{-Z_{2l}}} \quad (5.31)$$

$$LogY_{1l} = \alpha_0 + \alpha_1 X_1 + \alpha_2 X_2 + \cdots + \alpha_n X_n \tag{5.32}$$

$$LogY_{2l} = \beta_0 + \beta_1 X_1 + \beta_2 X_2 + \cdots + \beta_n X_n \tag{5.33}$$

式（5.30）~式（5.33）中，l 代表医院级别，P_{1l} 为第 l 级医院的门诊月发生概率，Y_{1l} 为第 l 级医院的月门诊费用，P_{2l} 为第 l 级医院的住院年发生概率，Y_{2l} 为第 l 级医院的年住院费用，其余变量含义同上。

上述医疗费用测算方法的局限，已在居民医疗支出估计模型中进行论述。

3. 本书测算方法

关于医疗补偿费用的测算，首先需要先确定该医疗保险制度的覆盖人数（所有有权获得医疗保险赔付的人口），有两种估计方法：其一基于供养因子计算，供养因子是保险覆盖人数与保费缴纳人数之比；其二是利用总人口的保险覆盖率计算。

$$COVPOP(t) = \sum CONT_s(t) \times depr_s(t) \tag{5.34}$$

式（5.34）中，$COVPOP(t)$ 表示第 t 年该医疗保险制度覆盖人数，$CONT_s(t)$ 表示第 t 年第 s 类医保计划参保总人数，$depr_s(t)$ 表示第 t 年第 s 类人群供养比，即供养比即覆盖人数与缴费人数之比。

ILO 模型中的成本模型是从医疗机构提供医疗服务的成本角度出发来估算医保基金对于医疗补偿费用的支出。根据医疗服务类别，通过服务利用频率、次均服务费用及保险覆盖人群数三者的乘积，分类估计各类医疗服务成本，再加总得到总医疗服务成本。

$$BE(t) = \sum BE_j(t) \tag{5.35}$$

式（5.35）中，$BE_j(t)$ 表示 t 年的 j 类医疗服务项目支出，$BE(t)$ 表示 t 年的全部医疗项目的总计支出。

$$BE_j(t) = COVPOP_j(t) \times ur_j(t) \times UC_j(t) \tag{5.36}$$

式（5.36）中，$ur_j(t)$ 表示 t 年的 j 类医疗服务项目的使用概率，UC_j 表示 t 年的 j 类医疗服务项目的平均成本。但该处理方法存在下述局限：其一，医疗机构提供医疗服务的成本与医保基金的偿付费用未必一致；其二，从医疗服务供方的角度进行分析，而非从医疗服务需方（即参保居民）的角度出发，未考虑上文所提及的参保居民可能在医疗服务上存在的消费分层现象。

因此，本书从参保居民角度出发估计医疗补偿费用。城乡居保对参合群体医疗费用的补偿方式为起付线、共付保险、封顶线的混合形式。可据此建立模型：

$$CE = \sum_{OP} \sum_i MIN\left[(Y_{1iOP} F_{1OP} I_1 - D_1) r_{1OP}, C_1 \right]$$

$$+ \sum_{IP} \sum_{i} MIN \left[\left(Y_{2iIP} F_{2OP} I_2 - D_2 \right) r_{2OP}, \ C_2 \right] \tag{5.37}$$

式（5.37）中，OP 为门诊医疗机构级别，IP 为住院医疗机构级别，Y_{1iOP} 为第 i 位参保居民在 OP 级别的门诊医疗机构发生的门诊医疗支出，F_{1OP} 为门诊医疗支出的保险因子，I_1 为门诊医疗支出的增加系数，D_1 为医保对门诊报销的起付线，r_{1OP} 为门诊医疗支出补偿比，C_1 为门诊医疗支出报销封顶线，Y_{2iIP} 为第 i 位参保居民在 IP 级别的住院医疗机构发生的住院医疗支出，F_{2IP} 为住院医疗支出的保险因子，I_2 为住院医疗支出的增加系数，D_2 为医保对住院报销的起付线，r_{2IP} 为住院医疗支出补偿比，C_2 为住院医疗支出报销封顶线。

在城乡居保实践中，医疗费用补偿比的确定主要有以下方式：其一，按不同费用支付水平确定不同补偿比。通常是在一定范围内医疗费用越高，对应补偿比越高。测算时，先用应总筹资额÷医疗消费总额×100%确定样本区参考的补偿比。同时需考虑以下原则：以大病统筹为主，兼顾公平；方便农民就医；有效降低医药费用支出；充分利用基层卫生资源。在此基础上，确定乡、村两级门诊就诊费用的报销比例和镇医院特殊检查、镇医院住院、上转定点医院就诊费用的报销比例，再将主观设定的报销比例和调查出的各类费用进行计算，得到全年总支出，对照可能筹集到的金额，反复进行试算平衡，最终确定报销比例的可行性；其二，补偿比例浮动，即年初不确定补偿比例，年底再将当年符合标准的大病费用合计，除以保险给付金。如果当年参保的大病患者多，补偿比则低；相反则高；其三，补偿比例不确定，即年底由医保基金管理机构对申请给付人员逐个排队，根据其经济条件的好坏决定补偿比高低。实践中，上述医疗费用补偿比的确定方式各有利弊。本书模型中对门诊医疗支出和住院医疗支出各设定一种补偿比例。

由于医疗保险减少了参保居民个人直接支付的医疗费用，降低了医疗服务的实际消费价格，提高了参保者的实际收入水平。这一收入效应会增强参保者对医疗服务的支付能力，增加对医疗服务的需求，导致医疗费用增长。保险因子就用于衡量不同医疗保险补偿比引起的医疗费用变化程度，是保险费率测算的重要参数。有学者用需求释放代替保险因子。需求释放指实施医疗保险或保障后参保人群医疗服务需求的增加量。这可能来自参保群体医疗经济负担的减轻，可用"因经济因素未就医率"指标衡量；也可能由于道德风险导致的供需双方共同造成的医疗过度需求，可用"参保人群医疗费用与自费医疗人群医疗费用的比例"指标衡量（李林贵，2010）。本书参照中国农村健康保险研究组的做法与基于调查数据的测算，将保险因子计算公式设定如下：

$$F_{1OP} = 1 + 0.9 \times r_{1OP} \tag{5.38}$$

$$F_{2IP} = 1 + 1.2 \times r_{2IP} \tag{5.39}$$

式（5.38）和式（5.39）中，F_{1OP} 为门诊医疗支出的保险因子，r_{1OP} 为门诊医疗支出补偿比，F_{2IP} 为住院医疗支出的保险因子，r_{2IP} 为住院医疗支出补偿比。

增加系数用于反映因医药价格上涨等因素引起的医疗费用动态变化情况。常用的有以下估算方法：其一，比值法，即用连续两年次均医药费用的比值来反映医药价格上涨幅度；其二，处方重复划价法，随机抽取一定数量的上年度处方按当年价格重新计算其平均价格，两者间比值为增加系数；其三，移动平均法，为消除或减少偶然波动的影响，对人均月费用或次均月费用进行移动平均的数学处理；其四，以药价增长指数代替；其五，根据当地统计部门公布的医疗物价指数估算。本书采取连续两年人均医药费用的比值确定增加系数，以反映医药价格的增长和参保居民对医疗服务需求的增长，较为全面合理。

（二）其他支出

除医疗补偿费用外，其他如风险储备金、管理费、体检资金等占医保基金支出的比重通常合计只有 10% ~ 20%。

1. 风险储备金（RR）

风险储备金体现了医保基金的稳健性原则，主要用于偶发性传染病流行、大规模自然灾害等超常风险或医疗费用补偿出现赤字时的调节。风险储备金规模的影响因素主要有保险覆盖面的大小、保险对象的风险波动程度、超常风险发生的概率、人口状况及保险资金的统筹模式等。根据大数法则，医保基金统筹规模越大，抗风险能力越强，风险储备金占医保基金的比例就越小。采取个人账户制会导致部分资金沉淀在个人账户，减少用于社会共济的部分，降低医保制度的抗风险能力，因此个人账户制下需要提取较大比例的风险储备金。

关于风险储备金的提取金额，学者们有不同观点。夏芹（2010）认为均方差常被用于表示人均医药补偿费实际值与预测值的偏离程度，只要在净保费上增加三倍的均方差，就能充分保证医疗保险机构的财务稳定性。美国加州大学伯克利分校卫生经济学教授胡德伟认为国际上一般是相当于 3 ~ 6 个月的偿付费用规模；也有学者认为绝对规模应为 1 ~ 1.5 个月的医疗保险收入，相对比率应占医疗保险总收入的 8% ~ 12%。一般认为不应超过医保基金的 10%，因此本书将风险储备金金额设定为医保收入的 10%。

2. 体检资金（PE）

体检资金用于当年没有使用医保基金的参合居民进行一次常规性健康体检。

计算公式为：PE＝年内未使用医保基金人数 × 人均单次常规体检费用。

3. 管理费（ME）

管理费是维持医保基金正常运行所必需的经营性支出，包括初期的保险项目开发费用和日常经营管理费用，如行政管理、业务管理、人员培训、调查研究、宣传咨询等。管理费用的影响因素主要有保险覆盖面、保险管理体制、保险项目及管理手段等。通常参保人数的增加能够降低人均负担的管理费。统一管理的强制性社会医疗保险的管理费率低于分散管理的商业健康保险。管理费率的确定要遵循适度原则，既要保证保险经营管理的需要，又要考虑到参保人的承受能力（王澂，2007），一般控制在约5% ~ 8%（瞿星等，2016）。《关于建立新型农村合作医疗制度的意见》提出新农合经办机构的人员、工作经费列入同级财政预算，不从新农合医疗基金中提取。因此本书在基本医保基金支出模型中暂未考虑管理费。

第六章 医保政策对基本医疗保障 制度财务状况影响的 模拟研究

外部政策环境的变化会深刻作用于农村医疗保障制度的财务状况。因此，本章主要分为两节：第一节采用微观模拟分析，研究在现行医保政策、人口结构等参数不变的条件下，地区农村医保基金的财务平衡状况；第二节针对政府财政补助政策、医保补助政策等设计不同情景，进行模拟分析，从数量上进一步揭示受政策变化影响的农村医保基金财务平衡状况。

第一节 现行医保政策下基本医保 基金收支的微观模拟分析

微观模拟分析模型（micro-analysis simulation model）将现实社会经济活动中与政策行为分析目标有关的个人或家庭等微观单位作为描述和模拟对象，将行为变化和政策实施的过程模型化，模拟显示社会的经济政策实施过程及结果，以协助政府决策部门制定和修改社会经济政策。

模拟分析思路如下：首先，对微观单位（个人、家庭、企业等）在社会经济运行系统中的行为记录进行抽样构造微观数据文件；其次，根据微观单位在经济运行系统中的真实行为活动过程构造仿真模型；再次，模拟因有关政策变量的变化和微观单位的属性特征而导致微观单位相关特征值的变化；最后，通过对特征变量的分析、统计、综合和推断，经检验与调整后得到政策变化对微观单位的影响，对政策效果和行为变化进行多因素、多层次、非线性的多过程综合动态分析，以预测宏观以及各层次的政策实施效果。

一、模拟假设条件

此处选择 F 区城乡居民医保（城乡居保）作为研究对象，根据该区医保管理部门提供的数据，对 F 区城乡居保基金进行微观模拟分析。

2016 年底，F 区城乡居保参保人数为 383407 人。其中，男性 192858 人，女性 192451 人；年龄小于 18 岁的 91298 人，年龄大于等于 18 岁且小于 60 岁的 179947 人，年龄大于等于 60 岁的 114064 人。该区城乡居保一档为每人每年 1500 元，其中个人缴纳 500 元，其余部分由政府补贴；二档为每人每年 1000 元，其中个人缴纳 300 元，其余部分由政府补贴。当年医保基金筹资收入约 41421 万元。

2016 年，该区住院就诊 54288 人次。其中，男性 25278 人次，占比 46.56%；女性 29010 人次，占比 53.44%。参保男性居民共发生医保范围内住院费用约 22555 万元，医保报销约 14835 万元，人均住院费用约 10727 元；参保女性居民共发生医保范围内住院费用约 23320 万元，医保报销约 15238 万元，人均住院费用约 9682 元（见表 6 - 1）。

表 6 - 1　　　　　2016 年 F 区城乡居民医保下住院费用情况（按性别）

性别	医保范围内住院费用（元）	城乡居民医保报销总额（元）	住院人次（人次）	人次占比（%）	人均住院费用（元）
男	225555037.4	148354212.5	25278	46.56	10727.19
女	233201448.1	152375878.6	29010	53.44	9682.21
合计	458756485.5	300730091.1	54288	100.00	10168.78

资料来源：F 区城乡居保管理部门提供，经笔者计算处理。

该区住院就诊人次中年龄小于 18 岁的为 8568 人次，占比 15.78%；年龄大于等于 18 且小于 60 的为 15850 人次，占比 29.20%；年龄大于等于 60 岁的为 29870 人次，占比 55.02%。年龄小于 18 岁的参保居民共发生医保范围内住院费用约 2767 万元，医保报销约 1653 万元，人均住院费用约 4149 元；年龄大于等于 18 岁、小于 60 岁的参保居民共发生医保范围内住院费用约 12386 万元，医保报销约 7933 万元，人均住院费用约 9661 元；年龄大于等于 60 岁的参保居民共发生医保范围内住院费用约 30723 万元，医保报销约 20487 万元，人均住院费用约 12165 元（见表 6 - 2）。

表 6－2　　　　　　2016 年 F 区城乡居民医保下住院费用情况（按年龄）

年龄（岁）	医保范围内住院费用（元）	城乡居民医保报销总额（元）	住院（人次）	人次占比（%）	人均住院费用（元）
<18	27668315.75	16532405.78	8568	15.78	4148.71
≥18<60	123855798.3	79326650.42	15850	29.20	9661.32
≥60	307232371.5	204871034.9	29870	55.02	12164.88
合计	458756485.5	300730091.1	54288	100.00%	10168.78

资料来源：F 区城乡居保管理部门提供，经笔者计算处理。

对 F 区城乡居保基金的微观模拟分析在以下假设条件下进行。

其一，模拟期间，F 区参保居民的年龄、性别分布状况与 2016 年相同。

其二，模拟期间，新参保城乡居民保持 2016 年新增参保城乡居民的数量和结构。

其三，模拟期间，住院统筹基金支付额占医疗基金统筹支付总额的比例与 2016 年相同。

其四，模拟期间，住院费用补偿比调整，住院概率不发生改变。①

其五，模拟期间，参保居民选择一档、二档筹资标准分布状况与 2016 年相同。

其六，模拟期间，新参保城乡居民保持 2016 年城乡居民筹资标准分布状况。

其七，模拟期间，一档、二档筹资标准不变。

二、模拟分析路线

由于 F 区医保系统数据中只针对参保居民住院行为才有相应病因诊断数据，因此本研究主要对参保居民的住院行为进行模拟。具体的微观模拟分析模型包括状态模型和政策模型。状态模型反映城乡居民参保状态的变更，模拟城乡居民的参保行为和住院行为，即主要由新参保模块和住院模块组成。政策模型反映一种或多种政策实行的效果，其核心是各种政策参数的确定。考虑到数据特点和模拟目的，本研究选择固定比例的住院补偿比作为政策参数。

就 F 区城乡居保基金的微观模拟分析基本思路如下：对 F 区 2016 年所有参

---

① RAND 研究发现补偿比变化对门诊就医概率的影响较大，对住院服务的利用概率影响不大。

保居民的住院总费用数据进行分段拟合，根据拟合的分布，对每个模拟期发生住院事件的参保居民进行住院费用的蒙特卡洛模拟，得到每个参保居民对应模拟期的住院费用，再基于医保基金支出模型，即可得到医保基金对每个参保居民住院费用的补偿额，经汇总统计后即可得到每年医保基金对住院医疗费用补偿的支出总额。

（一）构造微观数据文件

初始微观数据文件是采取一定抽样技术对总体进行抽样形成的。对 2016 年 F 区共计 385309 名参保居民的原始数据，本研究采取分层随机抽样方法。基于第五章中居民医疗支出估计模型下的分析结果，将参保居民划分为医疗服务低与高消费者亚群，各亚群均以 40% 的抽样比抽取样本。各亚群采取完全随机抽样的方法，给每个参保居民对应的记录赋予一个（0，1）区间的均匀随机数，按照蒙特卡洛方法，凡随机数小于抽样比的记录被抽中，共 154123 人。

微观数据文件中初始状态特征量（变量）主要有参保居民的性别、年龄、住院病因、住院费用、医保范围内费用额、总报销费用额等。中间特征量主要有性别－年龄分组变量、总费用取对数变量、均匀随机数和其他分步随机数变量等。通过确定模型需要的中间特征量，并计算这些中间特征量数值，完成进行状态模拟的初始数据文件。

（二）构建状态模型

在模拟过程中，需要构建一个状态模型来表述微观单位的属性在一定时间间隔中会发生的变化。状态模型模拟的时间单位为年，每一年改变一个状态。本研究中状态模型由新参保模块和住院模块组成，状态模型模块参数通过 2016 年事件发生的经验概率分布得到。对于新参保模块，根据模拟的假设条件，本次模拟期间内每年新参保居民保持 2016 年新增参保居民结构。住院模块是通过分析不同亚群参保居民的住院率及住院医疗消费水平，模拟参保居民进行住院治疗及其医疗消费行为的的过程。模拟的最小时间单位为年。给每个参保居民对应的记录赋予一个（0，1）区间的均匀随机数，按照蒙特卡洛方法确定其所属的住院费用区间，再根据其住院费用所在区间的医疗费用经验分布，确定其住院医疗消费的金额。

（三）构建政策模型

政策模型体现了医疗保险政策法规的具体条款和实施过程，是政策实施效果的实现基础和调整依据。由于本微观模拟分析主要是估计医保基金支出，所以仅将医疗费用报销比例作为主要的政策参数。

　　F区城乡居民医保对参保居民在不同级别医疗机构发生的住院医疗费用实行不同的报销比例，如三级定点医疗机构的报销比例为70%，其他定点医疗机构（含二级医疗机构）的报销比例为75%，社区卫生服务机构的报销比例为80%，以引导患者到基层医疗机构就诊。本研究在这部分实际测算过程中采用固定的报销比例。

（四）运行程序

　　在构建完成状态模型和政策模型后，使用Stata 15.1软件，逐一扫描微观数据文件每一条记录，在设定模型参数下得到每名参保居民的模拟状态特征值，得到F区城乡居民医保基金的微观模拟结果，并汇总综合，分析医保基金的财务平衡状态。

三、基本医保基金财务状况的模拟预测结果

　　表6-3为F区2019～2023年城乡居民医保基金医疗补偿费用的模拟预测结果。从模拟结果可以发现，参保人数、住院人次、住院医疗费用、医保基金对医疗补偿等各项数据均表现稳步增长的趋势。

表6-3　　2019～2023年F区城乡居民医保基金医疗补偿费用模拟预测结果

年份	2019	2020	2021	2022	2023
参保人数（人）	399529	413748	427968	442187	456765
住院人次（人）	56040	58448	60529	62790	65253
住院医疗费用（元）	602725145	682980242	754902282	849837414	968803659
医保范围内住院医疗费用（元）	510853790	566981295	637039772	747403727	895444226
医保基金住院医疗补偿费用（元）	336504943	407080124	495628193	550158942	631483436

资料来源：F区城乡保管理部门提供，经笔者计算处理。

　　2016年F区城乡居民医保基金总医疗补偿费用约42384万元，假设模拟期间，对住院医疗费用的补偿占医保基金总医疗补偿费用的比值保持2016年的65.44%数值不变，得到2019～2023年医保基金总医疗补偿费用的估算值。参保居民选择一档、二档筹资标准分布状况与2016年相同，新参保城乡居民保持

2016 年城乡居民筹资标准分布状况，一档、二档筹资标准不变，可得到 2019 ~ 2020 年医保基金筹资收入。即使医保基金支出仅考虑对参保居民的医疗费用补偿，不包括风险储备金、体检资金和管理费，2019 年起也会出现财务不平衡的情况，医保基金收不抵支，且收入和支出的缺口逐年加剧（见表 6 - 4、图 6 - 1）。

表 6 - 4　　　　　　　2019 ~ 2023 年 F 区城乡居民医保基金收支估算　　　　单位：元

年份	2019	2020	2021	2022	2023
总医疗补偿费用	439481448	455122996	470764544	486406092	502441442
筹资收入	514197767	622040465	757346707	840672642	964940872

资料来源：笔者计算所得。

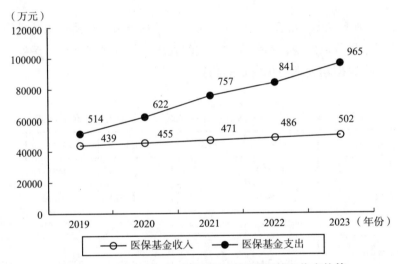

图 6 - 1　2019 ~ 2023 年 F 区城乡居民医保基金收支估算

资料来源：笔者计算所得。

第二节　不同政策情景下的基本医保基金收支模拟研究

由于政策环境的快速变化会深刻作用于医保基金的收支情况，影响其财务平衡性，因此，针对医保补偿政策、政府财政补助政策的不同参数情况，本研究设计不同情景，就农村居民医保基金收支进行模拟分析，从数量上进一步揭示政策变化对农村居民医保基金财务平衡状况的影响。

一、情景设计依据

(一) 医保补偿政策参数设计依据

1. 医保补偿政策发展背景

由于新农合被中央界定为以大病统筹为主的农民医疗互助互济制度，其补偿方案的制定和调整基于以下原则：基金收支平衡并略有结余，以补偿大病为主，方案统筹兼顾，邻县间差别适度，从新一年度实行调整以保证政策的连续和稳定性。大部分县（市、区）采取的是"补小又补大，以补大为主"的方式，即以住院（大额）医药费用补助为主，适当兼顾门诊（小额）医药费用补助。其中住院医药费用采取统筹模式，主要有两种补助方式：一种是设立报销的起付线与封顶线，起付线下金额不予报销，超过部分同时按照按农民住院的定点医疗机构级别与金额大小对应不同比例分段报销，同一自然年度内累计报销金额不可高于封顶金额；另一种是不设起付线，只设封顶线，其他报销规定与前者类似。门诊医药费用主要有两种补助模式：一种将参合家庭全部成员缴费的一部分设立家庭账户，在县内定点医疗机构就诊时可在规定范围内自由使用；另一种是未设家庭账户，统筹使用，就诊时按规定比例直接报销，一个自然年度内累计报销金额同样不可超过封顶线。

自新农合制度建立以来，各地医保补偿政策差异也体现出各地方经济与社会发展水平以及政府实施改革政策等特征的多样化，但总体而言对门诊支出和住院支出的报销比例均体现出稳步提高的趋势。如 J 县新农合门诊报销比例 2007 年为 10%，2009~2012 年为 30%，2013 年为 35%，2014~2015 年进一步提高为 40%。对于住院支出，就县内定点医院而言，一方面同费用阶段的报销比例提高，如 501~2000 元的支出段，报销比例从 2008 年的 30% 提高到 2009 年下半年的 40%，2012 年进一步提高到 75%，其中中医药补偿比例提高到 90%。住院补偿封顶线提高到 10 万元，但为了缓解由于医疗费用增长过快造成的新农合基金运行压力，2013 年住院补偿起付线从 500 元提高至 800 元，意外伤害政策范围内住院报销比例从 75% 调整为 50%；另一方面，费用报销的阶段划分简化，如 2003 年，住院支出从 501 元以上划分为 6 个阶段，但到 2009 年下半年，简化为了 3 个阶段。但同时也必须注意到新农合门诊报销的项目仅限于特殊病例的门诊，按住院报销比例及范围予以报销，尚未将普通门诊纳入补偿范围，这也体现了 J 县新农合将住院支出视为大病费用进行重点保障的政策设计思路。同时，J 县继续扩大重大疾病新农合保障范围，2013 年将尿毒症、儿童白血病、儿童先天性心脏病、乳腺癌、宫颈癌、重性精神病、耐多药肺结核、艾滋病机会性感染、肺癌、食道癌、胃癌、结肠癌、直肠癌、慢性粒细胞白血病、急性心肌梗塞、脑梗死、血友病、Ⅰ型糖尿病、甲亢、唇腭裂20类大病也纳入保障和救助范围，自负金额超过1万元，实行二次报销。从表7-5中，还可以发现住院报销的封顶线逐步提高，2013年保障期年度内，参合人员大病保障一次或多次累计二次补偿最高限额进一步提高到人民币10万元。（见表6-5和表6-6）。

表6-5　　　　　　　　2007～2015年J县新农合门诊报销政策　　　　单位：%

年份	2007	2008	2009～2012	2013	2014～2015
门诊报销比例	10	20	30	35	40
药品总费用	10	20	30	—	—
中医药	—	—	40	45	50

资料来源：笔者根据J县规定整理。

表6-6　　　　　　　　2003～2015年J县新农合住院报销政策

项目		2003年	2004年	2005年	2007年	2008年	2009年上半年	2009年下半年至2015年
免赔额（元）		500	500	500	500	500	500	500
报销比例（按金额分段）	501～2000元	25%	25%	25%	25%	30%	30%	40%
	2001～5000元	30%	30%	30%	30%			
	5001～10000元	35%	35%	35%	35%	35%	35%	
	10001～20000元	40%	40%	40%	40%	40%	40%	
	20000～30000元	45%	45%	45%	45%	45%	45%	45%
	30000元以上	50%	50%	50%	50%	50%	50%	50%
本县定点医疗机构		参照上述标准						
县外市内医疗机构		上述标准的80%（在县外市内的非定点医疗机构诊治只限急诊）						
县外二级以上医疗机构		上述标准的70%						
年内最高补偿金额（元）		25000			30000			35000

资料来源：笔者根据J县规定整理。

2016 年 J 县实行城乡居民基本医疗保险，补偿政策实施细则变化较大。县内两级及以下定点医疗机构住院部分免赔额 600 元，以上部分按照 75% 计算。J 县所属 T 市内的三家定点医疗机构免赔额为 800 元，以上部分按照 70% 计算。T 市其他所辖两区内两级及以上定点医疗机构 800 元起付，以上部分按照 55% 计算。三区外 T 市内两级及以上定点医疗机构免赔额为 800 元，以上部分为 45%。T 市外两级以上（含省外公立两级以上）定点医疗机构，免赔额为 1000 元，以上部分按 40% 计算。参保人员一个年度内特殊病种门诊发生的费用，视作一次住院费用（不设免赔额）。特殊病种的种类、诊断标准和诊疗范围，参照基本职工医疗保险相关规定执行。住院部分年内最高补偿金额为 13.5 万元（包含普通住院、儿童两病、特殊病种及重大疾病）。

2. 医保补偿政策调整对医保基金财务平衡状况的影响

消费者和医疗服务供给方之间、消费者与保险机构之间的信息不对称都会产生道德风险，表现为在"第三方支付"条件下，医疗服务供给方的诱导需求和医疗服务需求方（参保者）的过度消费。RAND 实验对医疗保险共付率会如何影响个人医疗服务需求进而如何影响医疗费用进行研究，发现共付率从 95% 降低到 0，家庭平均医疗费用增加近 50%，住院治疗率从 7.9% 上升至 10.3%。该实验结果认为医疗保险和收入因素可以解释医疗费用近 20% 的增长，剩下的费用增长归因于技术进步；高自付比例的保险会显著减少就诊率、住院率和医疗支出，且平均而言并无对健康不利的结果。

国内许多学者也认为医疗保险市场的失灵，会对医疗支出产生显著影响，主要表现为道德风险（解垩，2009；王珺等，2010；刘雅静，2010；张二华等，2010；李玲，2010）。如沈宏亮（1995）将干部分为一般在职干部、离休干部、老干部、高干、退休干部 5 类，F 检验显示次均住院天数、次均住院费用在组别间有显著差异。其中，离休干部、老干部的次均住院天数高于一般在职干部，离休干部的次均住院费用高于一般在职干部。施红英等（2006）基于浙江省某医院高血压患者住院费用数据，研究发现发现公费医疗患者和医保患者的住院费用显著高于自费患者的住院费用。刘民权等（2010）认为越是拥有医疗保险保障的群体，对医疗服务的需求就越大。门诊利用率和住院利用率均显示医疗服务的利用率随着医疗保险的保障程度提高而相应提高，且随着医疗改革的深入，这一趋势更为明显，即在有无医疗保险的群体之间医疗服务利用的差距在扩大。刘雅静（2010）发现在新农合运行过程中，参合农民的道德风险表现为小病大养、无病拿药、借证就医、冒名就诊等多种形式，产生了卫生服务过度利用、打击未利用或正常利用卫生服务的参合农民的积极性。

因此，有必要就医保补偿政策变化对医保基金财务平衡的影响进行模拟研究。

（二）政府财政补助政策参数设计依据

1. 政府财政补助政策发展背景

根据《卫生统计年鉴》，我国卫生总费用是指一个国家或地区在一定时期内，为开展卫生服务活动从全社会筹集的卫生资源的货币总额，按来源法核算，由政府卫生支出、社会卫生支出和居民个人卫生支出三部分组成。它反映一定经济条件下，政府、社会和居民个人对卫生保健的重视程度和费用负担水平，以及卫生筹资模式的主要特征和卫生筹资的公平性、合理性。其中，政府卫生支出主要指用于医疗卫生事业发展的预算拨款，包括各级政府用于医疗卫生服务、医疗保障补助、卫生和医疗保障行政管理、人口与计划生育事务性支出等各项事业的经费；社会卫生支出主要指政府支出外的社会各界对卫生事业的资金投入，包括社会医疗保障支出、商业健康保险费、社会办医支出、社会捐赠援助、行政事业性收费收入等；个人卫生支出主要指城乡居民在接受各类医疗卫生服务时的现金支付，包括享受各种医疗保险制度的居民就医时自付的各种医药费用。

自 1978 年我国改革开放以来，在经济、社会体制均发生巨大转型、变化的背景下，我国的财政和卫生系统也经历了巨大变化。在中央政府优先发展经济的指导原则下，地方政府将相对更多的公共资源向经济生产和生产设施倾斜，财政在社会保障项目筹资上的地位弱化，特别是在卫生领域。同时政府依然对医疗服务实行价格管制，而由于政府卫生投入的减少，公立医疗机构无法获得足够补助以维持正常经营，因此政府通过许可公立医疗机构对药品和高新医疗检查以 15% 的加成幅度进行收费，现实里这导致了"大处方"等一系列问题。在我国卫生支出中表现为个人负担比例的大幅增加，政府支出比例大幅下降，并且药品支出占总卫生支出的比重超过 50%。

党的十六大会议后，中央政府制定了以人为本的发展路线，政府卫生支出也对应大幅上升。卫生部时任部长陈竺在 2012 年 9 月 17 日的国新办新闻发布会上，表示 2011 年我国城乡居民个人卫生支出的比重降至 34.9%，政府预算和社会卫生支出的比重分别提高至 30.4% 和 34.7%。他认为这说明我国卫生筹资结构趋向合理，筹资公平性有所改善，居民负担相对减轻。[①]

如 J 县从原本的农民住院医疗保障制度，发展到新农合制度，政府财政补助水平和人均筹资水平体现不断提高的趋势（见表 6 - 7）。具体到新农合，人均筹资水平从 2007 年创建伊始的 87 元增加到 2011 年的 200 元，2012 年筹资标准提高到每人每年 450 元，其中各级政府补助 300 元，个人自负 150 元，2013 年筹资标准进一步提高到每人每年 580 元，其中各级政府补助 390 元，个人自负190 元。

表 6 - 7　　2003 ~ 2013 年 J 县农民医疗保障制度历年人均筹资水平　　单位：元

年份	2003 ~ 2006	2007	2008	2009	2011	2012	2013
财政补助标准	30	40	60	70	120	300	390
中央财政		—	4	4	—	—	—
省（区、市）财政	10	—	20	20	—	—	—
地（市）财政		—	5	7	—	—	—
县（区）财政	10	—	31	20	—	—	—
乡镇、街道	10	—	0	19	—	—	—
个人标准	30	40	40	50	80	150	190
合计	60	87	100	120	200	450	580

注：1. 2007 年、2011 年、2012 年、2013 年各级政府的财政补助比例未找到相关数据。

2. 新农合反馈 2009 年后提高到每人每年 140 元，共筹资 4466.92 万元。

资料来源：笔者根据 J 县文件规定整理。

2016 年 J 县实行城乡居民基本医疗保险，政府财政补助水平和人均筹资水平继续保持不断提高的趋势。人均筹资水平 2017 ~ 2018 年为 1000 元，2019 年为 1218 元，增幅 21.80%。其中各级政府财政补助相应由 670 元提高到 800 元，增幅 19.40%；个人自负从 330 元提高到 418 元，增幅 26.67%（见表 6 - 8）。

---

① 佚名：我国已建立世界最大医保网肺癌等 20 大病纳入大病保险 [EB/OL]. 人民网，http://news. cn. yahoo. com/ypen/20120917/1314853. html.

表 6 - 8　　　2017～2019 年 J 县城乡居民基本医疗保险制度历年人均筹资水平　　　单位：元

年份	2017～2018	2019
财政补助标准	670	800
个人标准	330	418
合计	1000	1218

注：2019 年个人缴纳部分含大病保险。

资料来源：笔者根据 J 县文件规定整理。

2. 政府财政补助政策调整对医保基金财务平衡状况的影响

对于政府在农村医疗保障制度建设中的作用，可从以下角度分析：一方面，农村医疗保障具有准公共品性质，因此需要坚持以政府为主导的经营性质。如魏众、约翰·古斯塔夫森（John Gustafson，2005）认为随着收入差距的加大，政府在新农合制度的建设中所起的作用更为重要，政府医疗卫生支出应向农民弱势一方转移。李和森（2005）指出农村医疗保健市场的高度不确定性，决定了单纯依靠农民自身较低的收入水平、农村现有集体经济的实力、自愿投保的合作医疗制度或商业健康保险，都无法有效满足全体农民的医疗保健需要、化解疾病风险。农村医疗保障制度不能完全取决于农村经济发展水平，而应同时充分考虑整个国家的经济发展水平以及相应的国家宏观收入转移能力，因此政府投入是社会公平性和提高医疗卫生服务效率的双重需要，应尽快确立农村医疗卫生支出在政府财政预算中的法定地位，依法保障政府对这一保障资金的有效供给。谷义（2009）认为政府介入新农合具有降低社会保障成本、提高制度正外部性、维护社会安全的合算性等内部动机和破解农民困境、满足新农合公共产品属性要求、社会责任的要求等外部动机。李玲（2010）认为医疗卫生并非单纯消费，而是最大的投资。政府主导的医疗卫生体制在公平与效率的平衡上会比由市场主导的更好。政府可以通过直接提供医疗卫生产品和服务、医疗卫生市场的监管和资源规划、直接提供保险、制定卫生法律法规等在医疗卫生服务领域发挥作用。

另一方面，我国的城乡二元经济结构，不仅造成城乡收入差距不断加大，也导致城乡医疗资源分配不公。政府应向农村倾斜投资，逐步增加农村基层公共卫生支出，强化自身作为新农合筹资主体的地位。如谭克俭等（2007）认为政府投入的逐步增加并稳定，是新农合是否能真正解决农民因病致贫问题的最重要的决定因素。杨红燕（2009）基于传统农村合作医疗的兴衰史，认为必须强化政府始终如一的政策支持和资金帮助，才能改变目前农村医疗供给体系中政府失灵与市场失灵的现状，使新农合再现辉煌。孟翠莲（2008）认为可从加大中央和地方财政的投入力度、适当提高农民缴费水平及增强集体的扶持力度几方面入手建立稳定增长的新农合筹资机制，还可将部分土地出让金纳入新农合基金中，并建立新农合调节基金，专门用于贫困地区或对新农合补助存在困难的县市。郭振宗（2008）、刘雅静（2010）均认为可从政府支持和农民个人投入、集体扶持以及社会团体和个人资助等角度拓宽筹资渠道，建立动态的新农合筹资增长机制，创新筹资方式，实现筹资公平。

综上，虽然就政府投入的形式与资金来源不同学者有不同观点，有直接抵扣（贾康、张立承，2006）、医保税（王根贤，2008）、税费结合筹资模式（任苒等，2009）、不同地区选择不同的筹资模式（肖湘雄，2010）等，但就政府财政补助对于农村医保基金财务平衡状况的积极影响基本达成了共识。

财政收入满足财政支出能力的长期动态趋势是制约我国各时期农村基本医疗保障制度持续性以及变迁的重要因素之一。由于在一定时期内，政府财政收入的规模是有限的，而参合农民对医疗服务消费的收入富有弹性，加以医疗服务的价格刚性及其他因素，因此政府用于新农合等基本医疗保障制度的财政支出必然会大幅增长，从而造成了政府财政收入的有限性与对农村医保制度财政补助刚性间的矛盾。这也说明国家经济处于增长扩张阶段为医疗保障体系的扩张一定程度上提供了更多可能。

二、基础参数假设

以上所分析的医保补偿政策、政府财政补助政策变化对参保居民医疗支出、医保基金补偿支出、收入及医保基金财务平衡状况的传导机制是本研究基础参数假设及具体情景设计的理论基础。

依据 2010 年我国第六次人口普查 F 区所属 A 市的资料，利用自修整迭代法编制 F 区城乡居民混合生命表，并利用中国人口预测系统软件（CPPS）对 F 区未来人口结构进行预测。基于生命表和 F 区城乡居民人口金字塔，F 区城乡居民平均期望寿命为 82.03 ~ 83.24 岁，65 岁以上人口占总人口的比例为 13.29%，可据此假定 F 区城乡居民平均预期寿命为 82 ~ 88 岁。

从 2000 ~ 2018 年，虽然我国各级医疗机构的门诊和住院医疗费用的各年上涨幅度有一定起伏，但单边上涨趋势一直未曾改变（见图 6 - 2、图 6 - 3）。且在十三五期间深化医药卫生体制改革的规划方案中，政府还计划进一步提高基本医疗项目的价格。因此，基于历史数据，结合未来趋势，假定参保居民住院医疗支出因医疗服务价格上涨因素导致的增长率在 2020 ~ 2022 年该时段为 4.5%；2023 ~ 2032 年该时段为 4%，2032 年后的该增长率为 3%。

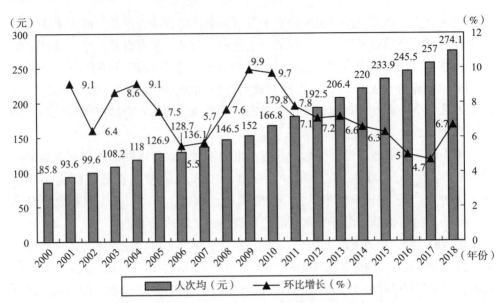

图 6 – 2　2000～2018 年我国各级医疗机构门诊病人医药费用

资料来源：国家卫生健康委员会规划发展与信息化司．2000～2018 年我国卫生统计公报［EB/OL］．http：//www. nhc. gov. cn/guihuaxxs/s10748/new_list. shtml.

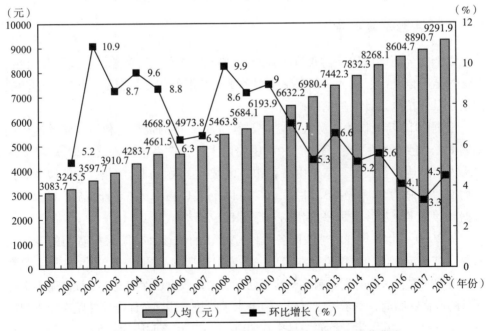

图 6 – 3　2000～2018 年我国各级医疗机构住院病人医药费用

资料来源：国家卫生健康委员会规划发展与信息化司．2000～2018 年我国卫生统计公报［EB/OL］．http：//www. nhc. gov. cn/guihuaxxs/s10748/new_list. shtml.

　　根据 F 区等地政府财政补助的历史数据，假定未来 F 区政府财政补助与个人缴费的比值保持基本稳定，即各级政府财政补助为个人缴费的 2 倍。综合相关研究，本情景将未来政府财政补助政策的变动情况分为三个时段。且随着医保制度完善和基数的增大，政府财政补助增速会逐步放缓。

　　由于目前我国的新农合及城乡居保制度实行当年平衡的管理原则，因此不考虑医保基金余额的投资回报率。

　　通过对 F 区等地医保补偿政策变化情况的调研，并结合专家意见，本研究在医保补偿政策涉及的众多不同等级的医疗机构当中，选择参保居民发生医疗支出较多的医疗机构等级：县内两级及以下定点医疗机构、县属市内其他区域两级以上定点医疗机构、县属市外两级以上定点医疗机构，来考察医保制度对上述医疗机构住院支出补偿政策的变化会如何影响医保基金财务平衡状况。考虑到国内外医疗服务价格的上升对参保居民医疗支出的正向推动以及近年来医保保障水平提高的趋势在短期内不会逆转，因此不同情景下补偿政策的参数设置均不低于当前水平。此外，尽管调研时各地农村医保基金的医保补偿政策情况存在差异，但农村医保制度管理机构在不同级别的医疗机构之间设立不同的补偿比以控制参保人员就医流向这一意图却近乎一致，因此补偿政策在不同级别医疗机构间的参数设置遵循医保制度对低级别医疗机构的补偿比要高于对高级别医疗机构的补偿比这一基本原则。

三、不同政策情景下的模拟分析结果

（一）情景一及模拟分析结果

　　根据本研究实地调研所收集的医保补偿数据及访谈数据，结合近年来《中国卫生统计年鉴》《中国农村统计年鉴》《中国农业统计年鉴》《中国劳动和社会保障年鉴》《国家卫生服务调查分析报告》《第六次我国人口普查数据》等统计信息与机构预测分析数值，本书设计以下情景。

　　受医疗资源均衡化和引导参保居民前往基层医疗机构就诊的政策设计的推动，本情景假设参保居民县内两级及以下定点医疗机构住院费用的免赔额保持基准值不变，补偿比为 75%。由于农村医保制度统筹区域的扩大，本情景假设县属市内其他区域两级以上定点医疗机构住院费用的免赔额保持基准值不变，补偿比 50%。假设县属市外两级以上定点医疗机构住院费用的免赔额保持基准值不变，补偿比 40%。住院部分年内最高补偿金额保持基准值不变（包含普通住院、儿童两病、特殊病种及重大疾病）。不考虑参保人员一个年度内特殊病种门诊发

生的费用。假设 2020～2022 年该时段政府财政补助增长率保持相对稳定，为 6%；2023～2032 年该时段政府财政补助增长率为 5%，2032 年后的该增长率为 3%。

　　基于上述基础参数假设及具体情景，运用农村居民医保基金财务模型，可得到以下 F 区农村居民医保基金财务平衡趋势的模拟分析结果（见图 6－4）。F 区农村医保基金余额 2020 年为负值，即出现赤字－6045 万元，后续一直保持赤字情况不变。其中，赤字规模 2020～2028 年呈现缓慢增长趋势，2029～2039 年增速加快，2039 年之后增速又有所放缓。模拟期间赤字规模的复合增长率为 3.72%。这表明即使医保补偿政策保持不变，补偿比例无明显提高，F 区的农村医保基金未来仍会发生严重的财务不平衡，即基金收入少于基金支出。

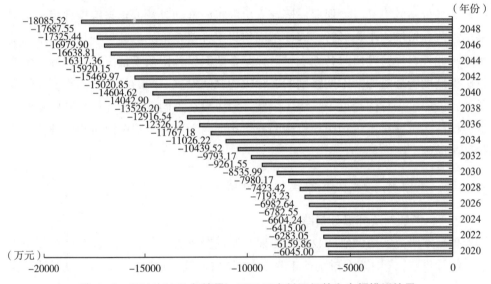

图 6－4　2020～2048 年情景一下 F 区农村医保基金余额模拟结果

资料来源：笔者计算所得。

（二）情景二及模拟分析结果

　　情景一下的模拟分析结果显示在现行医保政策下，医保基金支出会大大高于医保基金收入，且因老龄化等因素，这一财务不平衡状况会在 2032 年后表现得更为明显。根据医保基金支出模型，基金支出规模主要受到医保政策、参保人口年龄结构、病种等因素的影响。其中参保人口年龄结构、病种因素属于医保基金系统的外部因素。从世界范围看，不同国家和地区的医保政策变化通常具有明显的"棘轮效应",即医保补偿水平向下调整的难度较大、空间较小。由于医保补偿政策对免赔额的提高,比起补偿比例的直接下降要略为迂回,据此本书假设情景二相比情景一的变化主要表现在医保政策设计方面免赔额适度提高,其他因素不变。

运用农村居民医保基金财务模型,模拟医保基金的变化趋势。

(1)如果参保居民县内两级及以下定点医疗机构住院费用的免赔额在基准值上提高5%,补偿比为75%;县属市内其他区域两级以上定点医疗机构住院费用的免赔额在基准值上提高10%,补偿比50%;县属市外两级以上定点医疗机构住院费用的免赔额在基准值上提高15%,补偿比40%。住院部分年内最高补偿金额保持基准值不变(包含普通住院、儿童两病、特殊病种及重大疾病)。不考虑参保人员一个年度内特殊病种门诊发生的费用。基于上述基础参数假设及具体情景,可得到以下F区农村居民医保基金财务平衡趋势的模拟分析结果(见图6-5)。F区农村医保基金余额2020年的模拟值与情景一下的相似,同样为赤字,但赤字规模有所缩小,为-3947万元,后续一直保持赤字情况不变。虽然在模拟期内赤字规模总体上相比情景一下的偏小,但部分年份下赤字规模的增速要高于情景一下同期。其中,2024~2028年呈现缓慢增长趋势,2029年起增速加快,2037年的增速最高,达到9.79%。模拟期间赤字规模的复合增长率为3.92%。

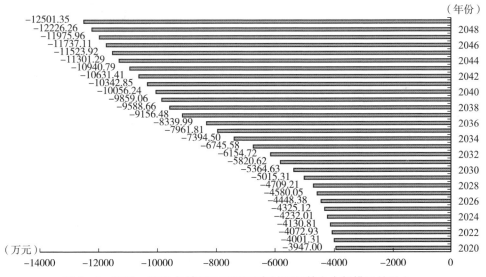

图6-5　2020~2048年情景二下F区农村医保基金余额模拟结果之一

资料来源:笔者计算所得。

（2）如果对于参保居民在不同级别医疗机构发生住院费用的免赔额进一步提高，具体为县内两级及以下定点医疗机构住院费用的免赔额在基准值上提高10%，县属市内其他区域两级以上定点医疗机构住院费用的免赔额在基准值上提高15%，县属市外两级以上定点医疗机构住院费用的免赔额在基准值上提高20%。其余医保政策不变。由于免赔额的进一步提高，F区农村医保基金余额在2020年为−2065万元，虽然也一直保持赤字情况不变，但赤字规模进一步缩小，模拟期间的年均复合增长率为4.94%（见图6−6）。这表明医保补偿政策对免赔额标准的提高，可以减少医保基金的赤字规模，但随着免赔额的提高，赤字规模在整个模拟期内的年均复合增长率也有所提高。

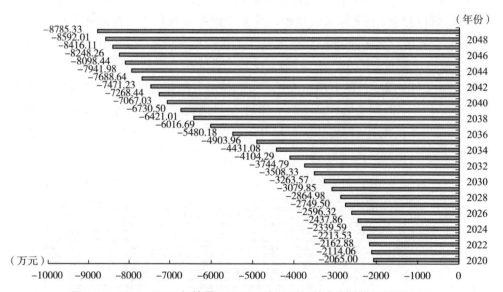

图 6 − 6　2020～2048 年情景二下 F 区农村医保基金余额模拟结果之二

资料来源：笔者计算所得。

（三）情景三及模拟分析结果

由于医保补偿政策对免赔额的提高，虽然相比补偿比例的直接下降要更为迂回，但实质仍属于医保保障水平的下降，容易引起参保居民的抵触情绪，因此情景三在医保政策设计方面主要表现为免赔额在基准值上的提高，同时提高医保范围内参保居民医疗支出的补偿比。

假设参保居民县内两级及以下定点医疗机构住院费用的免赔额在基准

值上提高5%，补偿比为80%；县属市内其他区域两级以上定点医疗机构
住院费用的免赔额在基准值上提高10%，补偿比55%；县属市外两级以
上定点医疗机构住院费用的免赔额在基准值上提高15%，补偿比45%。
住院部分年内最高补偿金额保持基准值不变（包含普通住院、儿童两病、
特殊病种及重大疾病）。不考虑参保人员一个年度内特殊病种门诊发生的
费用。

　　基于上述基础参数假设及具体情景，运用农村居民医保基金财务模型，模拟
医保基金的变化趋势。可得到以下F区农村居民医保基金财务平衡趋势的模拟分
析结果（见图6-7）。F区农村医保基金余额2020年出现赤字-7230万元，后
续一直保持赤字情况不变。赤字增速在2020~2030年相对较慢，2031~2040年
增速加快，2041年后增速又有所放缓。模拟期间的年均复合增长率为7.65%，
其中2035年的增速最高，为19.67%。

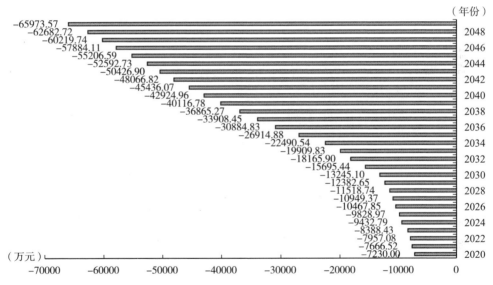

图6-7　2020~2048年情景三下F区农村医保基金余额模拟结果

资料来源：笔者计算所得。

（四）情景四及模拟分析结果

　　个人筹资标准及政府财政补助标准的提高，会直接增加医保基金收入，提高
基金支付能力，缓解基金财务不平衡的状况。因此情景四在政府财政补助政策设
计方面主要表现为补助标准的提高。假设政府财政补助增长率在2020~2022年

为8%；2023~2032年为6%，2032年后为5%。根据对参保居民支付保费意愿的调查访谈结果，假设个人筹资标准中一档、二档的增幅为在2020~2022年为10%；2023~2032年为8%，2032年后为6%。

运用农村居民医保基金财务模型，模拟医保基金的变化趋势。

（1）如果参保居民县内两级及以下定点医疗机构住院费用的免赔额保持基准值不变，补偿比为75%；县属市内其他区域两级以上定点医疗机构住院费用的免赔额保持基准值不变，补偿比50%；县属市外两级以上定点医疗机构住院费用的免赔额保持基准值不变，补偿比40%。其余医保政策不变。在上述基础参数假设及具体情景的基础上，可得到以下F区农村居民医保基金财务平衡趋势的模拟分析结果。F区农村医保基金余额2020年虽仍为负数，但赤字规模缩小为−3627万元，且2021~2025年保持赤字规模缩小的趋势，其中2025年赤字规模达到最小值，为−2967万元。此后赤字又变为增长趋势，但在2038~2040年相对稳定（见图6−8）。

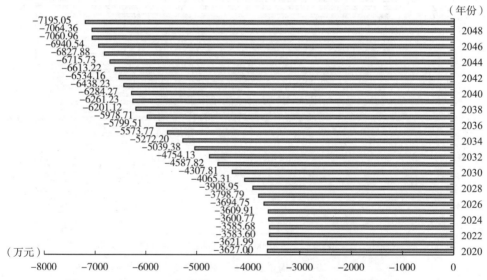

图6−8　2020~2048年情景四下F区农村医保基金余额模拟结果之一

资料来源：笔者计算所得。

（2）如果参保居民县内两级及以下定点医疗机构住院费用的免赔额在基准值上提高5%，补偿比为75%；县属市内其他区域两级以上定点医疗机构住院费用的免赔额在基准值上提高 10%，补偿比 50%；县属市外两级以上定点医疗机构住院费用的免赔额在基准值上提高 15%，补偿比 40%。其余医保政策不变。F 区农村医保基金余额 2020 年赤字规模为 - 2289 万元，于 2020 ~ 2028 年保持赤字规模相对稳定的状况，其中 2023 年赤字规模达到最小值，为 - 2054 万元；2029 ~ 2032 年赤字增速略有加快，该期间赤字年均复合增长率为 6.99%；2033 ~ 2038 年增速进一步加快，该期间赤字年均复合增长率为 9.50%；2038 年后增速又有所放缓。整个模拟期内赤字年均复合增长率为 3.88%（见图 6 - 9）。

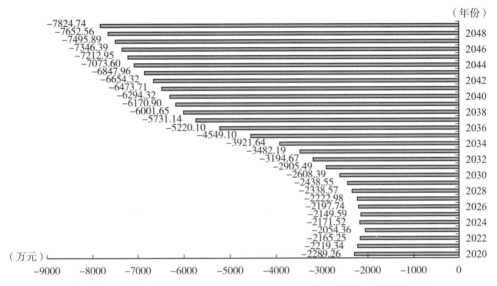

图 6 - 9　2020 ~ 2048 年情景四下 F 区农村医保基金余额模拟结果之二

资料来源：笔者计算所得。

（3）如果对于参保居民在不同级别医疗机构发生住院费用的免赔额进一步提高，具体为县内两级及以下定点医疗机构住院费用的免赔额在基准值上提高 10%，县属市内其他区域两级以上定点医疗机构住院费用的免赔额在基准值上提高 15%，县属市外两级以上定点医疗机构住院费用的免赔额在基准值上提高 20%。其余医保政策不变。F 区农村医保基金余额 2020 年赤字规模为 - 1198 万元，于 2020 ~ 2027 年保持赤字规模相对稳定的状况；2028 ~ 2033 年赤字增速略有加快，该期间赤字年均复合增长率为 4.62%；2034 ~ 2039 年增速加快，该期间赤字年均复合增长率为 7.86%；2039 年后增速又有所放缓。整个模拟期内赤字年均复合增长率为 4.02%（见图 6 - 10）。

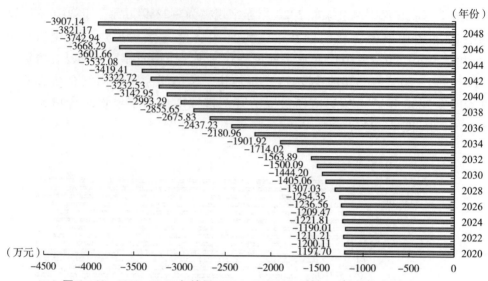

图 6 - 10　2020 ~ 2048 年情景四下 F 区农村医保基金余额模拟结果之三

资料来源：笔者计算所得。

（4）如果参保居民县内两级及以下定点医疗机构住院费用的免赔额在基准值上提高 5%，补偿比为 80%；县属市内其他区域两级以上定点医疗机构住院费用的免赔额在基准值上提高 10%，补偿比 55%；县属市外两级以上定点医疗机构住院费用的免赔额在基准值上提高 15%，补偿比 45%。其余医保政策不变。F 区农村医保基金余额 2020 年赤字规模为 - 5639 万元，于 2020 ~ 2023 年保持赤字规模相对稳定的状况；2024 ~ 2027 年赤字增速有所加快，该期间赤字年均复合增长率为 3.80%；2028 ~ 2040 年增速进一步加快，该期间赤字年均复合增长率为 10.65%；2040 年后增速又有所放缓。整个模拟期内赤字年均复合增长率为 7.17%（见图 6 - 11）。

上述模拟结果说明，医保基金财务平衡性对政府财政补助标准及个人筹资标准的影响均较为敏感。

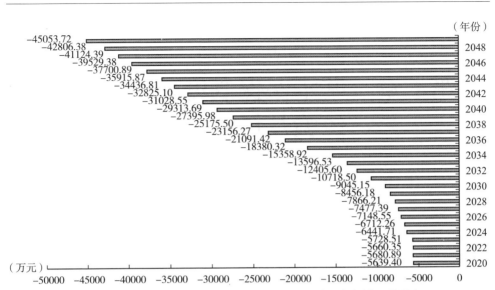

图6-11　2020～2048年情景四下F区农村医保基金余额模拟结果之四

资料来源：笔者计算所得。

第七章　基本医保制度城乡统筹的经验及探索

第一节　非均衡发展条件下城乡基本医保制度统筹的意义

非均衡的社会结构是社会转型时期各国普遍会面临的社会问题之一。对于中国，社会结构的非均衡特征尤为明显和突出。中华人民共和国成立以来，我国政府采取了工业偏好与城市偏好的二元结构非均衡发展战略，具体表现为"农业哺育工业、农村哺育城市"。作为经济体制重要组成之一的财政制度秉承了这一导向，公共商品与公共服务的供给也采取了城市偏向的倾斜政策，大多数医疗资源集中在城市，并一直针对城镇和农村居民实行不同的基本医疗保障制度。这种制度上的非均衡性表现在城乡有别的二元性、行业间的二元性、资金来源渠道的二元性等方面。政府对城市大型医院的补贴以及城镇居民的高医保覆盖率更有利于高收入群体（克莱门茨，2017）。虽然在 1966～1976 年，城镇职工医疗保险制度一定程度上受到破坏，但有关非农户籍人员的制度、价值理念及其相应的医疗保障待遇方面的差异并未变化，且可能还有所加剧（高和荣，2008）。

虽然城乡基本医疗保障制度的非均衡性，在一段时间内通过牺牲农民在医疗保障方面权益的平等性，将有限的医保资金用于部分国民，给予城镇职工一定的医疗保障，从而在成本最小的前提下实现医保资金效用的最大化，实现较大的社会目标，有利于加快我国工业化、现代化的进程；但长期来看，在阻碍人员自由流动、医保系统重复建设、政府重复补贴及固化二元结构等方面的负面影响日益凸显。

城市化的本质是推动城乡二元经济向一元经济的转换，以消除城乡二元经济结构与社会结构的差异，城乡共享物质文明和精神文明发展的结果。对此研究的代表性理论有经济结构转换理论和人口结构转换理论。中国城市化进程经历了低速增长、中期推进和加速发展这三个阶段。基于经济结构转换理论，我国整体上已进入向刘易斯第二拐点推进的新阶段（蔡昉，2007），伴随着农业剩余劳动人口被工业部门的吸纳，农业部门的劳动边际生产率提高，但仍低于工业部门的工资水平（徐刘芬、应瑞瑶，2012），因此，我国的城乡一体化一定程度上减少了城乡收入差距，提升了农村居民的收入水平和对医疗费用的承受能力。基于人口结构转换理论，在我国社会医疗保障和医疗卫生资源的城乡差别均较大的背景下，城乡一体化能促进农村剩余劳动力自由迁移，促进农民市民化并享受到城市居民权利（孙全胜，2018），也会改变农民的医疗保健意识，提高医疗卫生资源对农民的可及性。政府财政应根据我国不同时期城乡经济与社会发展的特点，相应动态调整城乡公共品供给的规模和结构，以实现城乡间公共品供给的相对合理性。具体到城乡基本医疗保障制度，在我国城市化发展的不同历史阶段，其统筹的推进及实施情况，会直接影响到国家城市化水平的高低，影响到社会主义新农村建设和和谐社会构建，具体表现为以下五个方面的意义。

其一，增强医保制度公平性。城乡基本医疗保险制度分设，国民只能根据户籍身份被动加入相应的保障制度。该制度设计强化了城乡户籍观念，固化了二元社会结构，给城乡居民带来诸多不便。相比新农合，统筹后的城乡基本医保制度报销比例和封顶线通常都有所提高，定点医疗机构数量增加，可报销的药品数量增加，这实质上缩小了新农合与城居保在补偿政策方面的差异，可有效缓解农民看病难和看病贵的难题，避免诱发"因病致贫"等社会问题。这利于统筹谋划社会医疗保障制度的长远发展，利于农村经济社会的持续发展，利于缩小城乡差距与体现社会保障的公平性，也符合党和中央政府"建设社会主义和谐社会"的治国理念。

其二，降低基本医保基金风险。医疗保障实质是一个筹资和分配的问题。当代医疗保障制度能够持续运行的基础和关键之一就是资金流，医保基金需要遵循总体均衡原则，即某一特定时期内医保基金支出的现值等于该时期内基金收入的现值。因此筹资机制和偿付机制的运行，会串联医保制度的有关各方，直接影响到对医疗服务的需求、供给，影响到对医疗保障的需求、供给，影响到医保基金的财务平衡状况，并最终作用到医保制度本身的可持续性上。城乡居民医保制度统筹后，在同一统筹层次下参保人数的绝对规模增加，根据大数法则，医保风险的共担效果会更明显，有助于提升基本医保基金抵御风险的能力。

其三，适应人力资源的城乡自由流动。随着我国城镇化快速推进，人力资源在城乡间的流动加快，但城职保、城居保及新农合三类医疗保障制度相互独立，制度不贯通，信息不共享，管理不统一，会造成农民工、乡镇企业职工、在城镇学校就读的农村学生和被征地农民等群体在城乡间流动时医疗保险关系难以接续，待遇无法衔接，无法满足庞大的流动人口的就诊需求，提高了人力资源的流动成本，增加了人力资源流动的阻碍和困难。

城乡居民基本医保制度统筹，扩大了医疗保障范围，可覆盖外来务工人员、进城务工农民和被征地农民及原本城镇中游离于城居保之外的一些特殊群体，消除同一地区人员城乡流动的制度障碍，实现居民城乡流动后的医疗保障关系的顺利衔接。某些地区的城乡居民基本医保制度还包括多个不同缴费标准和补偿政策的基本险层次，不同层次间建立了相互转换的政策接口，便于居民根据自身情况自主选择参保层次。

其四，避免医保系统的重复建设。当 2007 年我国城镇居民基本医疗保险制度建立后，原本城乡二元基本医疗保障制度又进一步被分割，形成了城职保、城居保和新农合三个相互独立的基本医疗保障制度，在统筹层次、筹资政策、补偿政策、经办管理模式等方面均存在差异。由于制度分设、管理分离、资源分散，三大医保制度间的管理机构和信息系统无法统筹，不得不重复建设，既增加了管理成本，降低了管理效率，浪费了大量财政资金，又人为地增加了制度间的对接成本，导致社会资源的巨大浪费。据《中国劳动保障报》数据，假如参照城市医疗保险信息系统建设新农合信息系统，仅厦门就需要再投入约 6000 万～8000 万元，还不包括后续年度维护费用。

目前不少实行城乡居民基本医保制度统筹的地区，将原本相互独立的城居保经办机构和新农合经办机构进行职能合并，由社会保障部门主管。这样既理顺了社会保障系统与医药卫生系统的职能，便于充分发挥医疗保险对医药服务的供方和需方的第三方监管制约作用，合理控制医疗费用，也能在提升城乡居民医保制度的管理服务水平的前提下，通过避免两套主管班子、两个信息系统所造成的人财物方面的资源浪费，从而大幅降低医保制度的管理成本与体制成本，有助统一、科学评估制度运行的真实绩效。

其五，避免政府对重复参保人员的重复补贴。我国存在城职保、城居保和新农合三个相互独立的基本医疗保障制度，不少地区存在城乡居民重复参保的现象，特别是农民工、乡镇企业职工、在城镇学校就读的农村学生和被征地农民等群体。秦立建、李孟刚（2012）曾发现浙江省嘉善县社会与劳动保障局办理企业职工医疗保险，农民身份的个人也可加入。这一问题的产生，既由于对于一些特殊区域的人群究竟归属于城镇居民还是农村居民并不明确；也由于三类基本医保制度分属不同的行政主管部门，如城居保由人力资源和社会保障部门管理，新农合由卫生行政部门管理，管理理念、方式和信息系统的不统一，导致管理部门间无法共享信息，还可能在各自政策设计上存在一定的互相攀比现象，产生互争参保资源的问题（李鸿敏，2012）。基本医保制度城乡统筹后无疑可避免政府对重复参保人员的重复补贴。

此外，城乡居民医保制度统筹还可提高医疗资源的利用效率，对均衡城乡经济发展速度也有积极影响。

第二节　我国农村基本医疗保障制度的发展经验

历史和实践均已证明我国的农村基本医疗保障制度既取得了相当成就，也曾在某些时期陷入解体与反复的困境，因此思考和总结我国农村基本医疗保障制度不同阶段的发展经验，无疑有助于城乡基本医保制度统筹的推行及完善，对农民福利提高、农村经济发展、农业现代化建设和社会主义和谐社会建设，都有着极其重要的意义。

一、明确党和政府的主导作用

党和政府的基本职责之一就是为国民提供公共物品和公共服务，发展社会福利事业。基本医疗保障制度作为面向国民的社会保障制度的重要组成部分，不仅一定程度上减轻了参保国民的就诊经济负担，还起到国家卫生资源再分配和促进卫生事业公平的作用，从而极大地显示了我国社会主义制度的优越性。

我国政府在农村基本医疗保障制度建设中的主导作用主要表现在政治动员、财政补贴和组织管理等方面。在新型农村合作医疗制度阶段，政治动员表现为中央政府明确了我国农村卫生工作的总目标和总规划，形成了由各级政府组成的支持网络；财政补贴表现为各级财政直接承担了新农合基金的筹资责任以及管理成本，还补充了对贫困农民的医疗救助；组织管理主要表现为政府对新农合基金的使用、运行与监管、参合农民报销补偿、医疗服务机构结算等方面的严格管理；从而实现了农村医疗保障制度的重建与创新。因此，如离开政府的主导和支撑，农村基本医疗保障制度是无法成功建设与完善的。

二、建立科学稳定的筹资机制

科学稳定的筹资机制是基本医疗保障制度维持和延续的经济原动力。前两个阶段的农村基本医疗保障制度均缺乏稳定的筹资机制。新农合制度采用个人缴费、集体扶持与政府资助三方结合的筹资机制，其中政府资助和个人缴费占更大比重。但也有学者认为不能将农民缴费视为与政府出资同比例增长的一个当然的筹资主体，否则可能导致大规模"逆向选择"（秦庆武，2013）。因此，如缺少科学稳定的筹资机制，农村基本医疗保障制度会成为无源之水，无法成功建设与完善。

三、设计适宜的偿付机制

前两个阶段的农村基本医疗保障制度，由于筹资规模小、资金来源有限，只能保障农民的基本医疗，停留在减免简单医疗处理费用和门诊挂号费用，即"保小不保大"。新农合制度以大病统筹为主，主要补助大额医疗就诊费用和住院医疗费用，即"保大不保小"。理论上在设计基本医疗保障制度的补偿政策时，如保障水平过高，极易诱发参保者的过度医疗消费，会使医保基金入不敷出；相反，如保障水平过低，则会降低对国民的参保吸引力，无法体现医疗保障制度的福利共济特性。在基本医疗保障制度补偿政策的后续设计上，补偿水平的确定，补偿重点是针对门诊费用，还是住院费用，或是兼顾，都会影响居民的参合意愿和受益感受。

四、建立长期有效的组织管理制度

基本医疗保障制度涉及参保国民、各级政府、医疗服务机构等多方群体，涉及资金的筹集、使用、管理和监督等多个环节。前两个阶段的农村基本医疗保障制度，对筹资金额和比率、补偿范围和比率均缺乏科学测算；对医保资金的日常运营和管理也缺乏规范的管理制度和内外监督机制，实践中就会导致参合农民在享受医疗保障程度上的不公平；对医疗服务机构缺少有效的监督管理机制，既无法控制医疗机构的诱导消费，也无法保证医疗服务的质量。最终不仅农村基本医保制度的管理成本、运行成本居高不下，还极大地影响了农民对医保制度的管理方及制度本身的信心。因此在基本医疗保障制度的组织管理制度的设计上，必须保证长期有效、提高运行效率、降低运行成本，并配有有效的监管机制。

五、提供给国民选择的权力

我国不同地区的社会经济发展情况和医疗服务水平的差异较大，国民经济承受能力、对医疗服务的需求也有显著不同。前两个阶段的农村基本医疗保障制度的缺陷之一就是"一个模式、一个标准、一刀切、大锅饭"（袁木、陈敏章，1994），未能提供给农民对保费缴纳金额、补偿政策等方面多样化选择的权利，自然也无法满足不同农民多层次的医疗保障需求。新农合制度建设阶段，许多地区开展了基本医疗保障制度的多样化探索，各地间基本医保体系的筹资费率和具体补偿标准、办法出现了差异。在基本医疗保障制度的后续建设上，需要坚持制度基本统一、分类指导的原则，提供给国民选择的权力，以真正解决国民对医疗服务消费以及医疗保障的需求。

第三节　我国城乡基本医保制度统筹的探索

目前，国内许多地区已开展城乡居民医保制度统筹的探索，这些地区采取了不同的城乡居民医保制度统筹模式。第一类是城乡居民医保制度实行制度统一，具体表现为一种统一经办和管理的结构分层体系，参保居民可在多种缴费标准和报销标准中自愿选择，如广东省珠海、佛山、湛江，江苏省镇江，福建省厦门等地区均采用该模式。第二类是城乡居民医保制度实行制度分割、管理统一，即依旧保留城镇职工医疗保险、城镇居民医疗保险和新农合三项制度，将新农合从卫生部门管理剥离出来，划归劳动保障部门管理，从而实现医疗保险制度管理上的统一，如惠州、揭阳、无锡和乐山等地区采用该模式。第三类是城乡居民医保制度实行制度分割、经办统一，即依旧保留三项制度并存，仍然维持原来的管理体制，但统一经办资源，实行城乡居民医保经办的一体化管理，如江苏省兴化。

党中央和政府把人民健康置于优先发展的战略地位，加快推进健康中国建设，要求全面建立符合我国国情和医疗服务特点的基本医保制度，充分发挥医保在医改中的基础性作用，这决定了各地城乡基本医保制度统筹的构建和实施必需结合实际情况。

一、城乡基本医保制度统筹的地区实践

我国幅员辽阔，不同农村地区在医疗卫生服务的供方和需方条件上的差异极

大。东部发达的沿海地区农村为"第一世界"，医疗卫生服务的供方条件与城市接近或一致，需方既有较强的需求，也因自身较高的收入拥有较强的支付能力；中等收入的中部农村为"第二世界"，医疗卫生服务的供方条件主要表现为缺少较高质量、较高水平的医疗服务能力，需方对医疗保险的要求较高；低收入的贫困地区农村为"第三世界"，医疗卫生服务的供方条件表现为既缺医又少药，而需方表现为"小病拖、大病扛、重病等着见阎王"（石秀和等，2006；程毅，2012）。

如按这一划分标准，Z 省 J 市无疑属于"第一世界"。当地较高的经济发展水平、人均收入水平均有利于推进城乡基本医保制度的统筹建设。2018 年 J 市人民政府印发了《J 市基本医疗保险办法》，并于 2019 年 1 月 1 日起正式实施，标志着 J 市医保进入"全民医保"时代。自此，该市不再区分城镇和农村居民，本地户籍人员和外来人员，城乡居民医保的全体参保人员的住院和门诊报销待遇实现城乡一体，并打破跨县（市、区）区域就医限制，全市范围内就医报销同城同待，实现医保公共服务全域公平共享。① 在前文理论分析和模型构建、模拟分析的基础上，本章以 J 市为例，分析其在城乡居民医保制度偿付机制、筹资机制方面的改革举措，分析其背景、实现路径及成效，为最终的政策建议提供依据。

（一）J 市城乡居民医保偿付机制改革实践分析

《国务院办公厅关于印发深化医药卫生体制改革 2016 年重点工作任务的通知》等文件要求：深化医保管理体制和运行机制改革，不断强化医保在管控医疗费用、规范医疗服务行为和化解灾难性医疗费用支出风险等方面的重要作用；深化医保支付制度改革，加快推进付费方式改革。

在此政策背景下，2016 年 J 市围绕"控制医保基金不合理支出、完善医保支付和利益调控机制、提升群众医疗保障水平"等目标，市区 7 家主要医院针对住院医疗服务，实施以按病组（DRGs）付费为核心，综合运用总额预算、疾病分组、点数记分、智能考核等手段，在国内率先开展医保"病组点数法"付费方式改革试点。2017 年，作为省内医保支付方式改革唯一试点市，J 市市区所有住院医疗机构均实施"病组点数法"付费方式改革。2018 年 J 市全市住院医疗机构全面实施"病组点数法"付费方式改革。

1. 改革背景

自 1997 年起，J 市市区城乡居民医保实施以服务单位付费为主，辅以病种付

---

① 本书中所涉及资料来源于笔者调研或 J 市相关部门公开资料。

费、高额费用补助、床日费用结算等多元付费方式。该方式曾起到过一定规范医院管理、控制医疗服务成本的效果，有助于医保基金收支基本平衡。但伴随城乡医保制度发展，一系列医患关系紧张的负面效应也随之产生，表现为：一是通过降低住院标准等手段诱导患者住院，小病大治，增加患者不必要的医疗费用负担；二是以住院形式进行健康体检，违规使用医保基金，损害其他参保人员利益；三是对超定额患者进行分解住院，要求未治愈患者出院、转院；四是推诿重病患者。医疗机构的上述做法不仅损害参保居民权益，也弱化了控费效果。2012年以来，J市市区医保基金支出年均增长率约在约14%。2014年，医保基金当期收支出现赤字。这说明原本的付费方式已不再适应当前医保制度以及医疗服务市场的发展。

另一方面，2015年J市统一建设并上线"5＋4"模式医保智能监管系统，应用了诊间审核系统和医疗质量评价系统，实现了事前、事中和事后全方位智能化审核，并从对医疗机构服务监管延伸到对医生医疗服务行为的监管。同时J市的主要医疗机构还推进规范医疗技术标准建设、疾病编码和病例首页质量规范工作，从而在客观上基本具备了按DRGs分值付费方式改革的实施条件。

2. 改革举措

J市城乡居民医保制度"病组点数法"付费方式改革的要点是在总额预算下，主要住院医疗服务按疾病诊断相关分组付费，长期慢性病住院服务按床日付费，复杂住院病例通过特病单议案项目付费，同时引入"点数法"，将病组、床日、项目等各种医疗服务的价值体现为一定点数，年底根据基金预算总额和医疗服务总点数确定每点的实际价值，再基于各医疗机构实际总点数进行费用拨付清算。

（1）建立医保总额预算制和面向医疗机构的激励约束机制。第一，建立医保基金总额预算制。首先医保管理部门与医疗机构协商确定医保基金支出增长率。根据住院人数增长情况、GDP发展水平、物价指数、上年度基金收支增长情况等因素，并结合省下达的J市医疗费用增长率控制目标，医保管理部门与医疗机构协商确定住院基金年度支出增长率。其次确定医保基金预算支出总额。基于上年度住院医保基金实际支出总额（含针对结余给予的85%奖励留用部分或针对超支承担的85%损失部分）、医保基金支出增长率，确定本年统筹区住院医保基金支出的预算总额。具体计算公式为：统筹区住院医保基金支出的年度预算总额＝统筹区上年度住院医保基金支出的清算总额×（1＋基金支出增长率）

第二，引入"点数法"建立区域医保总额控制机制。将病组、床日、项目等医疗服务支付标准，按相对比价关系，以"点数"形式体现，年终按预算总额与总点数确定点数价值及医保结算总额。住院医保基金支出的年度预算总额包括异地就医住院医疗费用，以促使本地医疗机构提升医疗服务水平，增加相对异地医疗机构的竞争力，提升参保居民的本地就诊率。

第三，建立"结余留用、超支分担"机制。原则上，如统筹区当年参保人员实际基金支出（报销）额少于医保基金支出的预算总额，医保基金预算结余部分的85%作为由各医院结余留用的超额收益，各医院按照本院服务总点数占市区所有医院服务总点数的权重进行分享。反之，如统筹区当年参保人员实际基金支出（报销）额多于医保基金支出的预算总额，超出预算部分的85%，同样作为各医院需要按点数比例承担的损失。同时，将奖励留用部分或超支损失部分计入下年度医保基金支出预算总额的基数。

例：本年度医保基金预算总额为5亿元，如参保居民住院基金报销的清算额为4.8亿元，则结余部分0.2亿元，医院共可享受0.2×85%=0.17（亿元）的结余留用奖励，下年度将4.8+0.17=4.97（亿元）作为基数乘以支出增长率确定医保基金支出的预算总额；如参保居民住院基金报销的清算额为5.2亿元，则超支部分0.2亿元，医院共需承担0.2×85%=0.17（亿元）的超支损失，下年度将5.2-0.17=5.03（亿元）作为基数乘以支出增长率确定医保基金支出的预算总额。

由于该机制设定各医院共享结余收益、共担超支损失，因此可有效促进医疗机构相互监督，遏制供方诱导需求，实现医疗机构间的良性竞争和制约。

（2）实现住院病种的病组定价全覆盖。第一，建立J市本地化疾病诊断分组器系统。基于国际通行标准，再结合当地疾病诊断、并发症、合并症、治疗方式、发生费用、患者年龄等因素，2016年J市建设了病案数据上传系统、病案校验系统、病组分组器系统、分组结果医院反馈复议系统和点数基金结算系统，从而形成符合本地实际情况的疾病诊断分组器系统。

第二，协商确定疾病分组，实现住院病种全覆盖。按国际、国内分组技术，J市2016年已形成595个疾病分组，2018年进一步增加到634个，实现该市住院疾病病例全覆盖，病组质量指标均已达到或优于国际实践可应用标准。其中，病组入组率高达100%；99%分组CV值<1；[①] 总体方差减小系数RIV指标达到

---

① CV值为病组内医保结算费用的变异系数，反映组内差异度。CV值越小说明组内病例一致性越高，国际实践可应用标准为小于1。

78.79%，高于国际上70%的通用标准。①

第三，确定疾病分组支付标准。疾病分组支付标准包括医保基金支出和个人自付部分的全部医疗费用。首先将 J 市付费方式改革前 18 个月该病组的平均历史成本确定为每一病组的平均支付标准，形成医保、医疗机构、医生、患者四方认可的成本尺度。再考虑不同医疗机构在服务水平和成本上的差异，在各医疗机构的实际历史成本水平标准上确定其病组支付标准。同时，建立疾病分组标准的定期和不定期调整机制，以最终形成四方认可的市场成本标准。

第四，以点数法调控各医疗机构的医保基金额度。疾病分组支付标准确定后，年度医保预算总额不再分解到各医疗机构，而是基于病组、床日、项目等医疗服务的各种支付标准，以点数形式体现相对比价关系，再通过"点数法"调控各医疗机构的医保基金支付额度。具体步骤见图 7 – 1。

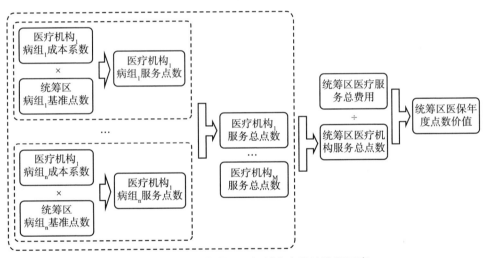

图 7 – 1　J 市城乡居民医保制度点数法流程示意

资料来源：笔者根据 J 市规定整理。

　　首先，计算统筹区病组基准点数和医疗机构点数。

统筹区某病组基准点数 = 统筹区该病组病例改革前 18 个月均次费用 ÷

统筹区所有住院病组病例改革前 18 个月均次费用 × 100

(7.1)

---

① RIV 值反映组间差异度，RIV 值越大说明分组系统区分度越高。

医疗机构某病组成本系数 = 该医疗机构该病组病例改革前 18 个月次均费用 ÷

统筹区所有医疗机构该病组病例改革前 18 个月均次费用

$$(7.2)$$

医疗机构某病组服务点数 = 统筹区该病组病例基准点数 × 医疗机构该病组成本系数

$$(7.3)$$

统筹区某病组基准点数对外公布，作为指导尺度。

其次，计算医疗机构服务总点数和统筹区服务总点数。某医疗机构的服务总点数为该机构全部病组病例服务点数之和。统筹区所有医疗机构服务总点数为各医疗机构服务总点数之和。

再次，计算点数价值。

医保年度点数价值 = 医疗服务总费用 ÷ 全市医疗机构服务总点数 　(7.4)

医疗服务总费用包括医保基金支出和个人自付部分，结余时包含基金结余留用部分，超支时扣除超支金额。由于点数价值基于全部医疗费用口径计算，因此有助于鼓励医疗机构使用医保目录内的药品和医疗服务项目，以减少个人自负费用。

最后，计算各医疗机构医保基金年度实际支付额度。

医疗机构收入 = 医疗机构服务总点数 × 点数价值 − 患者自负费用 　(7.5)

3. 智能监管医疗服务全过程

（1）应用医保智能监管平台。2015 年起，J 市建设了全市统一的医保智能监管系统，启用事前（信息）提示、诊间审核、事后智能审核三大功能，既实现了对医疗服务行为的全过程刚性监管，也实现了服务前置，以推动医务人员自觉参与"规范医疗、控费控药"。

（2）建设医疗服务质量辅助评价分析系统。2016 年起，J 市建设医疗服务质量辅助评价分析系统，从综合指标评价、DRGs 评价、审核结果评价、医疗服务效果评价、患者满意度评价和医疗过程评价六个维度出发，使用 50 个指标，[①] 评价各医疗机构的医疗质量。根据评价结果，对医疗服务质量较差的医疗机构进行罚分。实践中还开展手机微信住院服务满意度评价应用，便于患者及时评价。

（3）探索点数奖惩机制。基于综合智能监管评分、医疗机构控费实际效果、群众满意度等因素，定量得出医疗机构的评分值。依据医疗质量评价、综合考核评价结果，进行点数激励或扣罚。对于年度医保考核结果高于 90 分的前 3 家医

---

① 据调研，目前实际使用 37 个指标。

疗机构，按服务点数权重比例分配激励点数。对于年度医保考核结果低于 85 分的医疗机构，每低于 1 分，从该医疗机构的总点数中扣除 0.5% 作为处罚。

（二）J 市城乡居民医保筹资机制改革实践分析

1. 改革背景

我国城乡两元化的医保制度严格以户籍和统筹区域来划分管理服务，在筹资政策、补偿政策、管理模式上都存在或多或少的差别。为消除城乡二元经济结构与社会结构的差异，城市与农村共享物质文明和精神文明发展的结果，党的十九大部署了关于城乡居民医保制度统筹的相关决策。J 市出台了《J 市基本医疗保险办法》，并于 2019 年 1 月 1 日起正式实施，建立"分档统筹法"全民医保制度，以实现全市基本医疗保险在参保范围、统筹层次、筹集资金、报销待遇、经办服务、基金管理和医保监管方面的统一。

2. 改革举措

J 市城乡居民医保制度"分档统筹法"改革的要点是消除城乡居民在缴费标准、医保待遇方面的差别，自主选择不同档次的缴费标准，享受对应的医保待遇；消除全市范围内跨县（市、区）就医限制；创新多元化的筹资机制、账户模式、经办及运行机制。

（1）实施分档统筹。J 市城乡居民医保制度统一设立一档、二档、三档三个自选缴费档次，根据"收支平衡、略有结余"原则设定各档缴费水平。2019 年各档筹资标准分别为一档 3500 元，二档 2020 元，三档 1350 元（见表 7-1）。一档参保人员的保费，由用人单位和个人按规定缴纳。将上年度本市全体居民人均可支配收入作为缴费基数，二档参保人员的保费按 3.6% 比例缴纳，三档参保人员的保费按 1.2% 比例缴纳。除用人单位依法为职工参保一档外，劳动年龄段人员可自主选择一档、二档、三档缴费；其他人员包括领取居住证的外来人员可自主选择二档、三档缴费。财政补贴由各县（市、区）按"收支平衡、略有结余"原则确定。

表 7-1　　　　　　2019 年 J 市城乡居民医保制度不同档次筹资标准　　　　　单位：元

档次	人均筹资水平	个人缴费标准
一档	3500	—
二档	2020	1480
三档	1350	500

资料来源：笔者根据 J 市规定整理。

个人账户不再区分机关事业、企业、灵活就业人员。所有一档的参保人员均按规定建立个人账户，根据年龄（逐步实现根据缴费年限）按月划入一定比例的金额，用于支付就诊、购买药品与疫苗、近亲属普通门诊、缴纳大病保险保费、购买商业健康保险等费用。

全体参保人员，依据所缴纳的不同标准参保费用，享受相应标准的医保待遇，在城镇和农村居民之间，本地户籍人员和外来人员（已领取居住证）之间，J市辖区内县（市、区）之间，同档医保待遇无差别。一档与二档的在职参保人员在J市内基层卫生院、二级及以下医疗机构、三级医疗机构住院就医的报销比例分别为95%、88%、85%；退休参保人员的报销比例分别为95%、92%、90%。一档与二档医保待遇的差别在于是否建立个人账户。三档参保人员在J市内基层卫生院、二级及以下医疗机构、三级医疗机构住院就医的报销比例分别为90%、80%、75%（见表7－2）。

表7－2　　　　2019年J市城乡居民医保制度下不同档次住院就医报销比例　　　单位：%

档次		基层卫生院	二级及以下医疗机构	三级医疗机构
一档、二档	在职参保人员	95	88	85
	退休参保人员	95	92	90
三档		90	80	75

资料来源：笔者根据J市规定整理。

在签约或选点医疗机构就诊，医保待遇提高。家庭医生签约或选定基层医疗机构，普通门诊报销比例为60%，慢性病种门诊的一档、二档报销比例为85%，三档报销比例为65%。家庭医生签约或选定山区基层卫生院，普通门诊报销比例为65%，慢性病种门诊的一档、二档报销比例为90%，三档报销比例为70%（见表7－3）。签约基层医疗机构住院的免赔额由500元下降至300元。在基层卫生院住院就医的一档、二档报销比例为95%，三档报销比例为90%。

表 7 - 3　　　　2019 年 J 市城乡居民医保制度下家庭医生就诊报销比例　　单位：%

项目	普通门诊	慢性病种门诊	
		一档、二档	三档
家庭医生签约或选定基层医疗机构	60	85	65
家庭医生签约或选定山区基层卫生院	65	90	70
未签约或选定	50	80	60

资料来源：笔者根据 J 市规定整理。

（2）消除就医区域限制。其一，取消 J 市辖区内跨县（市、区）区域就医限制。在 J 市范围内就医报销执行统一政策，取消跨县（市、区）区域就医限制。如 J 市内某县因无三级医院，原来该县城乡居民医保参保人员如前往市内其他地区的三级医院就诊，需先自付就诊费用的 20%～30%，再按 75% 比例报销。2019 年 1 月 1 日起，J 市所有参保人员按分级诊疗政策前往市内三级医院就诊，二档报销比例均为 85%，三档报销比例为 75%。

其二，全市医保信息统一实时结算。通过全市统一的医保信息结算系统，实现基本医疗保险、大病保险和医疗救助报销"一站式"实时结算，实现基本医疗保险我国跨省异地就医联网直接结算，深化医保"最多跑一次"改革，推进医保经办服务全市全城一体化进程。

其三，实施参保人员转外备案制度。参保人员需转外地三级甲等医院治疗的，可直接在 J 市部分医疗机构办理转院备案，未就医的也可采取医院办理、电话、传真等多种备案方式。2018 年 J 市共有 127 家定点医药机构实行互通。

（3）提升补偿水平。住院、慢性病种和普通门诊就诊费用年报销净额的封顶线均大幅提高。其中，就住院年报销净额封顶线，一档、二档参保人员从 15 万元左右提高到 30 万元，三档参保人员从 11 万元左右提高到 20 万元；就慢性病种年报销净额封顶线，一档、二档参保人员从 2400 元提高到 5000 元，三档参保人员从 1200 元提高到 2000 元；就普通门诊年报销净额封顶线，一档、二档参保人员从 1000 元提高到 3000 元，三档参保人员从约 750 元提高到 1500 元。中断人员即未按规定时间缴费人员的等待期从 6 个月下降到 3 个月。特殊病种起付线从 1000 元下降至 500 元。

3. 政策实施效果评价

首先，医保基金财务安全性明显提高。一方面，医保基金统筹层级提高、统筹范围扩大。J市市级设立基本医疗保险市级统筹基金，实现全市统一预算、统一调剂、统一考核；地（市）、县（市、区）设立基本医疗保险基金，实行分级征收、分级核算、分级平衡、分级负责。另一方面，建立多元化筹资的动态调整机制。个人缴费标准稳步增长，其中一档缴费水平随缴费基数调整而调整，二档、三档缴费标准与J市城乡居民人均可支配收入相挂钩。在个人缴费比例适当提高的基础上，财务补贴水平同步增长，从而有效提高基金的偿付能力。

其次，创新标准化医保经办服务机制。推进全市统一的医保经办服务机制，探索建立医保服务委托管理、第三方购买服务机制，通过标准化手段提升业务经办、窗口服务、内部控制、经办管理水平。J市下辖某地级市发布《智慧医保服务规范》《医保智能监管平台建设规范》两个地方标准规范。

再次，实现医保领域精准扶贫。针对J市户籍的特困人员、最低生活保障家庭成员、最低生活保障边缘家庭成员、生活不能自理的重度残疾人、困难学生和地（市）、县（市、区）政府确定的其他特殊困难人员，政府全额资助其参加基本医疗保险二档，人均财政年补助额达2020元，全市困难人员财政补助金额共计约3亿元。困难人员住院和门诊报销待遇提高至现职工基本医疗保险待遇水平。此外，各县（市、区）财政全额补助困难人员缴纳大病保险选缴保费1~3份，大病保险起付线最低下降至5000元，报销比例达85%，且无封顶线。对特困人员、最低生活保障家庭成员大病保险免赔额以下合规医疗费用，由各县（市、区）通过医疗救助给予补助，最终实际报销水平可超过98%。

最后，提升参保居民就医保障获得感和满意度。努力满足城乡居民在医疗服务、医疗保障制度筹资、偿付等方面的需求差异。提高参保人员医疗服务利用公平性，提高医疗资源相对薄弱的县（市、区）参保人员因病就医保障能力。实现医保公共服务全域公平共享，推动优质医疗服务资源优化配置。为参保居民提供优质、高效、便捷的医保报销服务，提升参保居民就医保障获得感和满意度。

二、我国城乡基本医保制度统筹过程中的阻碍

虽然国内许多地区采取了不同的城乡居民医保制度统筹模式，但实践过程中也面临了以下四个方面颇具普遍性的阻碍。

其一，地区经济发展和收入水平不高。国家或地区的经济发展水平会显著制约公共资金、私人资金等医保资金来源。具体而言，人均收入水平会直接影响医保制度的筹资水平；另一方面，税收水平取决于经济水平与人均收入，并影响国家对医保制度的补贴规模。因此，国家或地区的经济发展水平愈高，往往愈有利

于推进城乡医保统筹。德国、奥地利、比利时、日本和韩国等国在各自医保体系的起步阶段，对经济发展水平和收入水平要求并不高，但至医保全民覆盖阶段，人均 GDP 通常都已超过 3000 美元。如德国实现覆盖全民的社会医疗保险时，人均 GDP 已接近 10000 美元。我国的基本医疗保障制度得以迅速扩大覆盖面，与国家经济实力的增长有密切联系。自 1999 年我国推行城职保以来，GDP 年增长率一直在 8% 左右，最高甚至达到了 11.4%。2005 年，我国成为世界第六大经济体。2006 年，我国成为次于美、日、德的世界第四大经济体。2007 年，我国超过德国，成为世界第三大经济体。2010 年，我国成为仅次次于美国的世界第二大经济体。但与此同时，我国居民的人均 GDP 排名却无明显增长。这说明，我国虽然经济总量庞大，但仍属于发展中国家行列。目前，推行城乡居民医保制度一体化时间较早、效果较好的地区大多本身经济水平较高，如江苏省、天津市等。这些地区原本城居保和新农合参保率均较高，因此便于在已实现医保全民覆盖的条件下实施市际城乡统筹。而其他经济相对落后、参保率相对低的地区，推行城乡居民医保制度一体化的难度就会较大。

其二，管理部门间协调困难。我国的城职保和城居保由人力资源和社会保障部管理，新农合由卫生部管理，城乡医疗就诊由民政部管理。城乡医保制度一体化的试点地区，虽然建立了统一管理机构，但仍需接受上级两个机构的管理，容易出现部门协调困难的问题。此外，目前医疗保险的经办基础性建设滞后于城乡医疗保险事业统筹的发展，表现在机构建设、队伍建设、经办平台建设都不够完善，特别是医疗信息平台的建设，这对城乡居民医保制度的网络化管理、异地统筹的全方位展开都造成了不利影响。

其三，统筹地区数量过多。原本两元化的医保制度严格以户籍和统筹区域来划分管理服务，地区间的医保制度在筹资政策、补偿政策、管理模式上都存在或多或少的差异。新农合较低的统筹层次增加了需要统筹的地区数量，加大了异地统筹的难度。实践中往往由不同政府管理部门各自管理一部分医保资金，如我国就多达 16 个相关部委。我国政府面临的最大挑战可能是如何整合城乡居民的医疗保险资金（克莱门茨，2017）。东亚和太平洋地区的各经济体建立单一医保资金池的方式显著不同，除了日本的医疗保障本质上属于单一资金池模式外，韩国政府将医疗保障的 380 多个资金池整合为 1 个，中国台湾将医疗保障资金池从 3 个整合为 1 个。在整合过程中，短期内，卫生部门应建立适当的监管框架，具备一定管理能力，从而评估不同资金池的风险差异，并建立相应的风险调整机制，增加医疗保障体系的公平性、分散风险及鼓励投保者更好地选择自身所需的医保组合。

其四，居民意愿差异。有学者研究发现居民户籍、家庭总收入、工作城市数量都会导致居民对医保制度城乡统筹的意愿发生显著差异。这种差异表现在不同户籍的居民间：如农业户籍居民结合自身的经济能力，选择合适的参保档位，可提升自身获得的医保待遇；但非农户籍居民认为城乡医保统筹后，农业户籍居民会分割自身的医疗资源，不愿实行统筹。还表现在不同收入水平的群体间：收入水平较低的居民，城乡医保统筹的意愿并不强烈；而收入水平较高的居民对此态度更为积极。工作城市数多、流动性强的居民也更愿意进行城乡医保统筹（秦立建、苏春江，2014）。

第八章 研究结论与政策建议

第一节 主 要 结 论

本书在对国内外关于医疗保障的基础理论、医疗保险对医疗支出影响、医疗保险基金测算方法的研究以及相关文献就我国农村基本医疗保障制度实施效果的评价进行系统分析和梳理的基础上，首先，从宏观上分析总结了我国农村基本医疗保障制度和城镇居民医疗保障制度的变迁情况与各阶段的不同特征，比较归纳城乡基本医疗保障制度的异同，为后续的理论分析与实证研究构建较为现实的基础。其次，就基本医疗保障制度资金筹集进行理论分析，并根据我国省（区、市）级地区的面板数据，采用动态面板系统广义矩估计方法，研究财政分权、经济发展、人口增长、城镇化水平等因素对地方政府财政社会保障支出的影响方向及显著程度，构建参保居民缴纳保费估计模型及基本医保基金收入模型；就基本医疗保障制度偿付支出进行理论分析，以 F 区作为实地调研区域，比较两部模型、有限混合模型等不同医疗消费分层方法的建模效果，研究城乡一体化下的居民医疗消费分层现象，并在考虑选择性偏误的前提下，进一步研究医疗保障水平对参保居民医疗支出的影响，构建基本医保基金支出模型。本书再基于所构建的基本医保基金模型进行模拟分析，主要分为两个部分，其一采用微观模拟分析，研究在现行医保政策、人口结构等参数不变的条件下，地区基本医保基金的财务平衡状况；其二针对政府财政补助政策、医保补助政策等设计不同情景，从数量上进一步揭示政策变化对基本医保基金财务平衡状况的影响。本书还总结了基本医保制度城乡统筹的意义以及我国农村基本医保制度的发展经验、国外城乡医保制度的统筹经验，并基于实地调研信息，分析我国基本医保制度在城乡统筹进程中出现的代表模式及改革举措、成效、阻碍。通过以上分析和研究，本书最终得出以下九个方面的主要结论。

其一，就对参保居民医疗支出的估计而言，FMM 的分层方法优于 TPM。医保基金支出的主体是对参保居民医疗支出的医疗补偿，因此居民医疗支出估计模型是医保基金支出模型的核心。由于居民医疗支出具有无负值、大部分为零值、向正值高度偏斜（长右尾）、存在不少极端值的分布特点，因此医疗支出估计模型必须适合医疗支出分布的这一基本特点。

研究结果显示，FMM2 下 LOLS 的 lnL 值、AIC 值、GoF 值均优于 FMM3 下 LOLS 的相应指标值；FMM2 下 GLM 的 lnL 值、AIC 值、GoF 值也均优于 FMM3 下 GLM 的相应指标值。对于测定样本，FMM2 下 LOLS 形式的 lnL 和 GoF 指标表现均优于 TPM 下的 LOLS 形式，FMM2 下 GLM 形式的表现也优于 TPM 下的 GLM 形式。这意味着 FMM 混合了全部样本医疗消费的正值与零值信息，将参保居民划分为医疗服务低消费与高消费亚群的做法，可更好地捕捉人口的异质性，要优于 TPM 划分为医疗服务消费和未消费亚群的做法，即 FMM 相比 TPM 能更好地适用于医疗消费数据的估计。原因可能在于 F 区属我国经济相对发达地区，居民医疗观念相对先进，可得到正规医疗护理的机会相对也多，FMM 所假设的不可观察到的人口异质性对住院医疗消费的影响较明显。FMM 下 GLM 形式在全样本和大部分亚群下的表现均优于 LOLS 形式，这说明 GLM 相比 LOLS 可更好地处理长厚右尾分布的医疗消费数据。但对比 FMM2 和 FMM3，发现亚群划分数量的增加并未提高模型的拟合优度。

其二，医疗机构等级特征在不同亚群居民医疗消费上的作用不相一致。我国不同地区、不同等级的医疗机构的医疗资源配置存在明显差异，高等级医疗机构在医疗设备、医护人员专业素质等方面都相较低等级医疗机构更有优势，而不同等级的医疗机构对疾病的诊治以及医疗技术的应用都可能存在差别。

研究结果显示，对于 FMM2，"医院等级三等"变量在 LOLS 下亚群一和亚群二的系数分别为 0.106 和 2.906，在 GLM 下的系数为 0.218 和 9.764。即无论是 FMM 下的医疗服务低消费与高消费亚群，该变量均对其医疗消费有显著的积极影响，且医疗消费水平越高的居民，这一影响越突出。而"医院等级二级"对不同医疗消费亚群的影响方向、程度及显著水平均不相同。对于 FMM2，"医院等级二等"变量在 LOLS 下亚群一和亚群二的系数分别为 −0.052 和 0.085，在 GLM 下的系数为 0.016 和 0.088。这可能是由于一方面参保居民如病情越严重，越会倾向前往高级别医疗机构就诊；另一方面，高级别医疗机构由于拥有更为齐全和先进的医疗设备，就诊患者也会支付更多的医疗费用。

其三，不同种类的"住院病因"变量对不同医疗消费亚群的消费均有积极影响，且对于高医疗消费水平的居民的影响更突出，但各病因类型对不同亚群的医疗消费的影响程度及显著程度差异较大。对于 FMM2，"住院病因一"变量在 LOLS 下亚群一和亚群二的系数分别为 0.051 和 0.449，在 GLM 下的系数为 0.076 和 0.563；"住院病因二"变量在 LOLS 下亚群一和亚群二的系数分别为 0.184 和 0.521，在 GLM 下的系数为 0.219 和 0.831；"住院病因三"变量在 LOLS 下亚群一和亚群二的系数分别为 0.025 和 0.430，在 GLM 下的系数为 0.013 和 0.452；"住院病因四"变量在 LOLS 下亚群一和亚群二的系数分别为 0.031 和 0.364，在 GLM 下的系数为 0.064 和 0.373；"住院病因五"变量在 LOLS 下亚群一和亚群二的系数分别为 0.010 和 0.685，在 GLM 下的系数为 0.016 和 0.828；"住院病因六"变量在 LOLS 下亚群一和亚群二的系数分别为 0.053 和 0.407，在 GLM 下的系数为 0.038 和 0.435；"住院病因七"变量在 LOLS 下亚群一和亚群二的系数分别为 0.009 和 0.208，在 GLM 下的系数为 0.015 和 0.312。

这说明不同疾病的复杂程度及对应的治疗过程、治疗方式、费用发生区别很大。例如，患系统性疾病且在三等医疗机构就诊，对医疗服务高消费亚群的医疗消费有显著的积极影响，但对于医疗服务低消费亚群的医疗消费影响并不显著。患全身性疾病且在三等医疗机构就诊，在 GLM 形式下对医疗服务高消费、低消费亚群及消费亚群的医疗消费均有显著的积极影响。患器官类疾病且在三等医疗机构就诊，对医疗服务消费亚群的医疗消费有显著的积极影响。

其四，参保居民的医疗保障水平提高后将会出现道德风险，并影响医疗支出及其发生概率。消费者和医疗服务供给方之间、消费者与保险公司之间的信息不对称都会产生道德风险，表现为在"第三方支付"条件下，医疗服务供给方的诱导需求和医疗服务需求方（参保者）的过度消费。研究结果显示，在考虑选择性偏误的情况下，商业健康保险变量对医疗支出的发生概率以及发生值有着统计上显著的积极影响。这表明，在"第三方支付"的背景下，拥有商业健康保险的参保居民存在对医疗服务的过度消费行为。

其五，财政分权、经济发展及城镇化是影响地方政府财政社会保障支出的重要因素，且存在地区差异。除西部地区外，我国 31 个省（区、市）整体、东部地区、中部地区的财政分权均对地方政府财政社会保障支出有显著的正向影响。这说明财政收入分权程度越高，其促进地方政府财政社会保障支出的作用就越强。经济发展水平对政府财政社会保障支出有显著的正向作用，人均 GDP 的提高会提高政府财政社会保障支出的增速，其中地区最大，西部地区居中，东部地区最小。城镇化水平对政府财政社会保障支出有显著的正向作用，其中西部最大，中部居中，东部最小。但在我国各地区，人口增长系数的影响均不显著。2016 年时间虚拟变量对东部地区显著为正，中、西部地区不显著，这说明东部地区普遍推行的基本社会保障制度城乡统筹，对地方政府财政社会保障支出有明显的拉动作用。此外，财政分权程度的影响因素与经济发展水平、城镇化情况有关，但与人口状况的关系并不显著。在不同地区，各因素对财政分权的影响程度虽有不同，但方向一致。

其六，现行的医保补偿政策和筹资政策会导致医保基金的巨大缺口，且缺口逐年扩大。有鉴于前两次农村合作医疗制度成败的关键在于是否存在有效的制度供给主体与是否能满足农民的医疗保障需求，当前推行的城乡基本医疗保障制度一方面明确了政府供给主体的地位，不断强化政府责任，加大政府投入，另一方面不断提高保障水平，如 J 县和 F 区均表现为门诊和住院支出的报销比例稳步提高、阶段划分简化，补助条件放宽，报销程序简化等。

模拟结果表明，在医保补偿政策不变，参保居民一档、二档筹资标准分布状况及筹资标准不变的假设下，医疗费用补偿支出在 2019 年约为 51420 万元，2020 年约为 62204 万元，2021 年约为 75735 万元，2022 年约为 84067 万元，2023 年约为 96494 万元；医保基金筹资收入在 2019 年约为 43948 万元，2020 年约为 45512 万元，2021 年约为 47076 万元，2022 年约为 48641 万元，2023 年约为 50244 万元。因此即使医保基金支出仅考虑对参保居民的医疗费用补偿，不包括风险储备金、体检资金和管理费，医保基金也会自 2019 年起出现财务不平衡的情况，且收入和支出的缺口逐年加剧，2019 年约为 7472 万元，2020 年约为 16692 万元，2021 年约为 28658 万元，2022 年约为 35427 万元，2023 年约为 46250 万元。[1] 由于城乡基本医保基金实行当年平衡，政府承担兜底责任，医保基金的巨大缺口也意味着政府责任的加大。

其七，提高免赔额可以一定程度减轻医保基金的赤字规模。免赔额的提高既可以一定程度上令参保居民压缩过量医疗需求；还可通过将大量小额医疗费用排除于医保偿付范围外，减少保险结算工作量，降低管理成本与交易成本。

情景一的模拟结果表明当参保居民在县内两级及以下定点医疗机构住院费用的免赔额保持基准值不变，补偿比为 75%；县属市内其他区域两级以上定点医疗机构住院费用的免赔额保持基准值不变，补偿比 50%；假设县属市外两级以

---

[1]　数据来自本书模拟估算结果，详见本书表 6 – 4 及相关章节。

上定点医疗机构住院费用的免赔额保持基准值不变，补偿比40%，F区农村医保基金余额2020年赤字 -6045万元，后续一直保持赤字情况不变，模拟期内年均复合增长率约为3.72%。如果各级医疗机构住院费用的补偿比不变，县内两级及以下定点医疗机构免赔额在基准值上提高5%，县属市内其他区域两级以上定点医疗机构免赔额在基准值上提高10%，县属市外两级以上定点医疗机构免赔额在基准值上提高15%，F区农村医保基金余额2020年的赤字规模会缩小为 -3947万元，且在模拟期内赤字规模总体上均小于情景一下的同期赤字规模，年均复合增长率约为3.92%。如果各级医疗机构住院费用的补偿比不变，县内两级及以下定点医疗机构免赔额在基准值上提高10%，县属市内其他区域两级以上定点医疗机构免赔额在基准值上提高15%，县属市外两级以上定点医疗机构住院费用在基准值上提高20%，F区农村医保基金余额2020年的赤字规模为 -2065万元，且模拟期内赤字规模进一步缩小，年均复合增长率约为4.94%。[①]

其八，医保基金的赤字规模随医保补偿水平的提高而加大。补偿比的提高，虽然可以更好满足参保居民的医疗需求，体现医疗保险分担疾病风险的作用，但对于限制道德风险引起的过度医疗支出以及激励消费者寻求价格更低的医疗服务等方面的作用会下降，即参保居民医疗支出及医保范围内医疗支出都会上升，再加以补偿比例的提高，医保基金支出会大大增加。

模拟结果显示，参保居民县内两级及以下定点医疗机构住院费用的免赔额在基准值上提高5%，补偿比提高到80%；县属市内其他区域两级以上定点医疗机构住院费用的免赔额在基准值上提高10%，补偿比提高到55%；县属市外两级以上定点医疗机构住院费用的免赔额在基准值上提高15%，补偿比提高到45%，F区农村医保基金余额2020年出现赤字 -7230万元，后续一直保持赤字情况不变。赤字增速在2020~2030年相对较慢，2031~2040年增速加快，2041年后增速又有所放缓。模拟期间的年均复合增长率为7.65%。[②]

其九，医保基金的赤字规模随政府财政补助水平的提高而下降。政府财政补助标准的提高，会直接增加医保基金收入，利于减少医保基金的赤字规模。模拟结果显示，假设政府财政补助增长率在2020~2022年为8%；2023~2032年为6%，2032年后为5%。根据对参保居民支付保费意愿的调查访谈结果，假设个人筹资标准中一档、二档的增幅为在2020~2022年为10%；2023~2032年为

---

① 数据来自本书模拟估算结果，详见本书图6-4、图6-5、图6-6及相关章节。

② 数据来自本书模拟估算结果，详见本书图6-7及相关章节。

8%, 2032 年后为 6%。与情景一、情景二、情景三下相比, 赤字规模均缩小。其中各级医疗机构免赔额不变的情况下, 2020 年赤字规模缩小为 -3627 万元, 2022 年赤字规模达到最小值, 为 -3583 万元; 县内两级及以下定点医疗机构免赔额在基准值上提高 5%, 县属市内其他区域两级以上定点医疗机构免赔额在基准值上提高 10%, 县属市外两级以上定点医疗机构免赔额在基准值上提高 15% 的情况下, 2020 年赤字规模为 -2289 万元, 模拟期内赤字年均复合增长率为 3.88%; 县内两级及以下定点医疗机构免赔额在基准值上提高 10%, 县属市内其他区域两级以上定点医疗机构免赔额在基准值上提高 15%, 县属市外两级以上定点医疗机构免赔额在基准值上提高 20% 的情况下, 2020 年赤字规模为 -1198 万元, 模拟期内赤字年均复合增长率为 4.02%; 县内两级及以下定点医疗机构住院费用的免赔额在基准值上提高 5%, 补偿比为 80%; 县属市内其他区域两级以上定点医疗机构住院费用的免赔额在基准值上提高 10%, 补偿比 55%; 县属市外两级以上定点医疗机构住院费用的免赔额在基准值上提高 15%, 补偿比 45% 的情况下, 2020 年赤字规模为 -5639 万元, 模拟期内赤字年均复合增长率为 7.17%。[1]

第二节 政 策 建 议

基本医疗保障制度政策制定的难点之一在于如何实现居民的保障待遇需求、居民缴费能力和地方政府的财政承担能力之间关系的平衡。基于以上研究结论, 以提高基本医保基金的财务平衡性与建设多层次的居民医疗保障体系为切入点, 并借鉴国内外的有关经验, 本书提出如下政策建议。

一、设置缴费水平与补偿方案对应的多级次医保服务包

党中央和政府把人民健康置于优先发展的战略地位, 加快推进健康中国建设, 要求全面建立符合我国国情和医疗服务特点的农村医疗保障制度, 充分发挥医保在医改中的基础性作用。本书研究发现如果将医保基金比喻成"蓄水池", 则资金筹集是"入水口", 费用偿付是"出水口"。医保基金的资金筹集和费用偿付会直接关系到基金蓄水量的规模, 也就是财务平衡性的高低。具体表现为:

---

① 数据来自本书模拟估算结果, 详见本书图 6 - 8、图 6 - 9、图 6 - 10、图 6 - 11 及相关章节。

医保补偿水平的提高，会增加医保基金支出，造成医保基金财务平衡的恶化，而政府财政补助及个人筹资标准的提高，又会缓解这一状况。

由于城市化进程、人均寿命延长、生活方式改变等诸多原因，国民拥有了相比以前更强的健康意识、医疗服务需求和医疗保障需求，而上述需求在不同居民间又会有明显差异。因此可设置多级次的医疗保障服务包。

（一）不同级次的医疗保障服务包对应不同缴费水平

不同级次的医疗保障服务包对应不同的缴费水平。对于最低缴费档次的服务包，各级政府财政可考虑通过财政补贴倾斜，使其补偿水平高于缴费金额，以保障弱势群体，体现社会公平。对于其他缴费档次的服务包，可考虑实行将缴费标准与城乡居民人均可支配收入相挂钩的机制，实现个人缴费标准在收入增长的前提下合理稳步增长。

（二）采取常年化、滚动的缴费方式

集中、单一的收缴方式，从居民角度，既会给参保居民缴费造成不便，也会使得部分错过缴费时间的居民丧失参保机会；从管理角度，由于基层信息化的落后，基层工作人员很多时候需要以手工方式进行居民基本信息在信息系统中的录入和核对，集中收缴会造成短期内的工作量很大，工作难度提高，易出现纰漏。相反，如果采取常年化、滚动的收缴方式，既可方便居民缴费，提高居民参保积极性，又可减少因时间过紧导致信息出错的可能性，并便于进行持续性的医保工作宣传。

（三）不同级次的医疗保障服务包对应不同补偿方案

不同级次的医疗保障服务包对应不同的补偿方案。设计基本原则为权责匹配、多缴多得。具体体现为：个人缴费档次越高、时间越长，补偿水平就越高；起付线、封顶线、补偿比例均与选缴保费挂钩。补偿方案的不同还可体现在基本医疗保障和重大疾病保障上分配的不同，如个人缴费部分购买大额医疗补助保险的不同比例，即设计差异化的社会医疗保障合约。

此外，伴随着我国居民的主要疾病逐渐转变为非传染性和慢性疾病，预防疾病服务、促进健康服务以及医疗检查服务变得更为重要。政府需要根据疾病谱的变化，在考虑财政可持续性的前提下调整保障范围，提早对疾病的诊治时间，有助于降低医保基金总支出。

如此，一方面不同亚群的居民在既定预算约束条件下，可根据自身经济承受能力、医疗消费需求，自愿选择不同的医疗保障服务包，更好地满足居民间差异化的医疗保障需求；另一方面也可缓解医保基金在财务平衡上的压力。

二、提升医疗机构服务效率，内外合力引导医疗产业健康发展

（一）以结算方式改革激发医疗机构合理治疗的动力

如果医保基金采取后付制或以服务单元付费为主的预付制付费形式，医疗机构有利益动机通过增加医疗服务的项目和数量来提高自身收入，控制成本、合理治疗的内生管理动力不足，导致大量的小病大治、违规使用医保基金、分解住院等现象，会加大医保基金的偿付压力。

由于不同疾病的复杂程度及对应的治疗过程、治疗方式、费用发生区别很大，所以可在总额预算的前提下，将医保基金与医疗机构的结算方式改革为按病种或按疾病诊断相关分组付费，以此倒逼医疗机构提高医疗服务效率、创造额外的医疗资源。实践中，可根据上年统筹区域医保基金实际支出总额，协商确定医保基金增长率，确定当年医保基金预算支出总额；各地居民疾病谱的差异较大，基于统筹区域的疾病诊断、并发症、治疗方式等因素的具体情况，形成当地的疾病诊断分组；再考虑各个医疗机构服务水平和成本的差异，确定其病组支付标准，并建立不定期调整机制；计算并调控统筹区域内各医疗机构的医保基金支付额度。如此，可将原本付费方式下定点医疗机构成为最大受益者的不合理现象，转变为居民、医疗机构、医保基金三方共赢的局面。

（二）统筹协调不同等级医疗机构间的关系

医疗机构向居民提供各类医疗诊治及相关服务，不同等级的医疗机构在功能、任务上有明显区别。其中，一级医院作为基层医院、卫生院，直接向一定人口的社区提供预防、医疗、保健、康复服务；二级医院作为区域性以上医院，向多个社区提供综合医疗卫生服务和承担一定教学、科研任务；三级医院作为区域性以上医院，向几个地区提供高水平专科性医疗卫生服务和执行高等教学、科研任务。我国的医疗保障体系应从以医院为基础向以初级医疗为主转型，从以大型医院为主向以小型医院为主转型。《国家"十三五"卫生与健康发展规划》提出：重点发展县级医院，推动乡镇卫生院的发展，强化基层医疗服务体系，打造30分钟基层医疗服务圈。但本研究发现在当前国内医疗资源分布不均的背景下，居民医疗消费呈现向高等级医疗机构集中的分布特点。这既会制约基层医疗机构的发展，也可能导致高等级医疗机构的公共服务能力难以满足城乡一体化带来的新增医疗服务需求。许多经合组织国家的医疗保障体系经历了三次连续的改革浪潮：一是以医保全覆盖为目标，保障国民平等获得医疗服务的机会；二是管制、限量供应及设置支出上限；三是医疗机构间的激励与竞争（Cutler，2002）。我国

政府同样需要在以下方面引导医疗机构发展，统筹协调不同等级医疗机构间的关系。

1. 引导区域内医疗机构建立多样的合作关系

不同等级医疗机构在医疗资源配置上的差异是客观事实，因此需要在充分考虑当地居民医疗服务需求和医疗卫生资源现状的前提下，推进医疗机构和设施的均等化建设，改造低等级医疗机构的设施与服务水平，引导统筹区域内医疗机构建立医疗服务集团，形成医共体、医联体等多形式的合作关系。医共体的"共"表现在以改善本区域居民健康状况这一共同目标下，医共体内部的医疗机构实行资产、人事、财务的统一管理，从而将不同等级的医疗机构形成利益共同体和责任共同体。医联体的"联"表现在医疗体内部的医疗机构对于急症、疑难杂症等建立双向转诊和远程医疗的联合关系。实践中，可在医疗集团内部设立若干专业资源共享中心，低等级医疗机构不再重复设立相关科室，高等级医疗机构辅助低等级医疗机构发展其普通门诊和慢性病治疗的能力，以科学配置不同等级医疗机构的功能。

2. 引导区域内医疗机构形成良性的竞争和制约关系

医疗机构间良性的竞争和制约关系可以发生在基层医疗机构与大医院之间，也可发生在统筹区域内不同医疗服务集团之间。

对于前者，可采取竞争性的定点首诊制，即具有提供门诊服务资格的所有医疗机构均可成为定点首诊机构，参保者在一定期限内可变更首诊机构，但必须在定点机构接受门诊治疗才可转诊。实践中，由于我国基层医疗机构与大医院在医疗资源和医疗技术水平上的较大差异，纯粹的"社区守诊制"与"小病进社区、大病进医院"的双向转诊制，无法有效缓解社区医院的资源闲置现象和大医院的医疗资源紧缺这一突出矛盾。在竞争性的定点首诊制下，支付固定的人头费给定点医疗机构。根据不同地区医疗机构的历史费用，并考虑参保者的年龄、性别、病史等因素；再根据选择某定点机构的参保人数，预先支付一笔定额费用。人头费中还包括转诊费，患者转诊后，接受患者的医疗机构可得到一笔转诊费。医生的收入除来自患者的人头费，还包括固定薪金以及其他非覆盖项目的收益。这样既可以竞争方式促进社区医院的发展，又能从资金上对其进行支持，从制度上促进居民选择社区医院成为首诊医院。

对于后者，由于医疗服务市场存在特殊性和不确定性，患者和医疗服务供给方（医生）之间、患者与保险公司之间均会存在信息不对称现象。如果一味追求构建区域性大型医疗服务集团，可能会加剧这种现象，增加患者医疗费用负担和医保基金支付压力。如果不同医疗服务集团间能形成良性的竞争和制约关系，不仅可以在管控医疗费用、管控医疗服务行为和化解居民灾难性医疗费用支出压力等方面起到更好的效果，也有助于形成更健康的医疗服务市场生态，缓解医保基金的财务不平衡性。实践中，可按照一定的医疗服务支付标准，确定统筹区域内不同医疗服务集团的医保基金结算比例关系，年终结算时按比例分享医保基金结余留用的超额收益作为奖励，反之同样按比例承担超预算部分的损失。此背景下，利于促进医疗服务集团相互监督，良性竞争。

统筹区域内医疗机构间合作和良性竞争关系的形成，才能为医保制度建设中的分级诊疗和按病种等分类管理提供基础，并从供给角度引导医疗服务消费的均等化和效用最大化。

三、数据共享，夯实线上智能监管基础

只有建设好相应数据系统及平台，才有实现政府线上智能监管、合理制定医保政策的可能。

（一）加大政府不同数据系统间的对接及共享力度

"住院病因"变量加入居民医疗支出估计模型后，模型不同形式的测算效果均明显改善。收入水平也会影响医疗消费，但政府现有的医保数据系统中并无个人或家庭的收入数据。我国不少地区已实现个人收入及纳税的网上申报，在数据信息化并保证安全性的前提下，如能将居民收入数据与医保数据对接，实现政府不同系统间数据的共享，可进一步优化模型，利于各级政府制定医保相关政策。

（二）建设医保线上智能监管平台

伴随统筹区域的扩大，参保人数和就诊人次的增加，产生了海量医疗费用数据，大大提高了政府部门的监管困难，人工审核模式已无法满足监管发展的需要。监管不力正是近年过度医疗现象抬头的重要原因之一，这又助推了医保基金支出的急剧增长。因此只有建设起统筹区域内统一的医保线上智能监管平台，才能将人工审核模式转变为自动机审模式，建立全程、实时、智能、精确的医保监控体系，实现医保费用数据提取、审核、公示、反馈、终审的全流程信息化，实现医疗支出发生的事前、事中、事后的全环节监管。

主要参考文献

1. ［英］艾维瓦·罗恩. 医疗保障政策创新［M］. 王金龙，译. 北京：中国劳动社会保障出版社，2004：17 - 19.

2. 白重恩，李宏彬，吴斌珍. 医疗保险与消费：来自新型农村合作医疗的证据［J］. 经济研究，2012（2）.

3. 蔡昉. 中国经济面临的转折及其对发展和改革的挑战［J］. 中国社会科学，2007（3）.

4. 陈凡，王海成. 财政分权框架下的地方政府债务问题研究［J］. 理论导刊，2013（3）.

5. 陈华，申曙光. 新型农村合作医疗的可持续发展研究［M］. 北京：经济科学出版社，2014：4 - 23.

6. 陈华. 新型农村合作医疗中的农民支付意愿研究［J］. 农业经济问题，2011（8）.

7. 陈小寅，陈柳，周勤. 经济转型下的城乡医疗保险体制改革［J］. 现代管理科学，2003（11）.

8. 陈一丹. 珠海市社会医疗保险模式及其对医疗费用的影响研究［D］. 华中科技大学博士学位论文，2009.

9. 程令国，张晔. "新农合"：经济绩效还是健康绩效？［J］. 经济研究，2012（1）.

10. 程毅. 城市化进程与农村合作医疗制度可持续发展研究［M］. 上海：华东理工大学出版社，2011：27 - 63.

11. 程毅. 非均衡发展条件下新型农村合作医疗制度建构研究［M］. 北京：华东理工大学出版社，2012：24 - 31.

12. 丁纯. 世界主要医疗保障制度模式绩效比较［M］. 上海：复旦大学出版社，2009：8 - 9.

13. 多吉才让. 新时期中国社会保障体制改革的理论与实践［M］. 北京：中

共中央党校出版社，1995：4－6.

14. 方黎明等. 突破自愿性的困局：新型农村合作医疗中参合的激励机制与可持续性发展 ［J］. 中国农村观察，2006（4）.

15. 甘犁等. 基本医疗保险对促进家庭消费的影响 ［J］. 经济研究，2010（增刊）.

16. 高和荣. 风险社会下农村合作医疗制度的建构 ［M］. 北京：社会科学文献出版社，2008：104－107.

17. 高梦滔、姚洋. 性别、生命周期与家庭内部健康投资——中国农户就诊的经验证据 ［J］. 经济研究，2004（7）.

18. 高梦滔. 新型农村合作医疗与农户卫生服务利用 ［J］. 世界经济，2010（10）.

19. 谷义. 我国新型农村合作医疗制度中的政府行为研究 ［M］. 北京：中国经济出版社，2009：119－121.

20. 顾昕，方黎明. 公共财政体系与农村新型合作医疗筹资水平研究——促进公共服务横向均等化的制度思考 ［J］. 财经研究，2006（11）.

21. 顾昕. 商业健康保险在全民医保中的定位 ［J］. 经济社会体制比较，2009（6）.

22. 郭淑婷. 基于 ILO 模型的长期护理保险筹资机制研究 ［J］. 老龄科学研究，2017（11）.

23. 郭振宗. 完善新型农村合作医疗制度问题研究：以山东省为例 ［M］. 北京：中国农业出版社，2008：12－19.

24. 何文炯等. 社会医疗保险纵向平衡费率及其计算方法 ［M］. 中国人口科学，2010（3）.

25. 贺宁毅. 新型农村合作医疗保险资产证券化研究 ［D］. 杨凌：西北农林科技大学博士学位论文，2008.

26. 黄丞，张录法. 困局与突围——我国医疗服务提供体系的问题与对策 ［M］. 上海：上海交通大学出版社，2010（25）.

27. 黄枫、吴纯杰. 城镇不同社会医疗保险待遇人群死亡率交叉现象研究 ［J］. 人口研究，2010（1）.

28. 黄金辉. 新城镇居民的卫生服务需求和医疗保险研究 ［D］. 上海：复旦大学博士学位论文，2007.

29. ［美］加里·贝克尔. 人类行为的经济分析 ［M］. 王业宇，陈琪，译.

上海：上海三联书店，1996：13 - 35.

30. 简明不列颠百科全书［M］. 北京：中国大百科全书出版社，1992：119 - 135.

31. 蒋涌. 医疗保障筹资模式的效率研究：基于道德风险的视角［M］. 北京：人民出版社，2015：14 - 19.

32. 解垩. 城乡卫生医疗服务均等化研究［M］. 北京：经济科学出版社，2009：17.

33. 解垩. 与收入相关的健康及医疗服务利用不平等研究［J］. 经济研究，2009（2）.

34. 金春林，李芬主. 年龄与医疗费用：从谜题到证据［M］. 上海：上海交通大学出版社，2018：3 - 1.

35. 李和森. 中国农村医疗保障制度研究［M］. 北京：经济科学出版社，2005：15 - 83.

36. 李鸿敏. 新型农村合作医疗改革与发展研究［M］. 北京：中国社会科学出版社，2012：70 - 93.

37. 李华. 中国农村合作医疗制度研究［M］. 北京：经济科学出版社，2007：16 - 30.

38. 李佳. 中国"新农合"政策实施效果评价及改进研究［M］. 北京：经济科学出，2017：100 - 148.

39. 李静，等. 新农合制度与其他三种医保制度衔接的研究综述［J］. 中国农村卫生事业管理，2011（7）.

40. 李立清. 新型农村合作医疗制度［M］. 北京：人民出版社，2009：9.

41. 李林贵. 新型农村合作医疗评价研究［M］. 宁夏：宁夏人民出版社，2010：14 - 21.

42. 李玲. 健康强国［M］. 北京：北京大学出版社，2010，11：83 - 86.

43. 李茂. 城镇居民医保参与率提升的现实路径探析［J］. 河北学刊，2010（2）.

44. 李宁. 中国农村医疗卫生保障制度研究：理论与政策［J］. 北京：知识产权出版社，2008：20 - 60，94 - 96.

45. 李晓梅，等. 改善新型农村合作医疗实施中卫生服务公平性的探讨［J］. 中国农村卫生事业管理，2006（1）.

46. 李晓梅，等. 云南省新型农村合作医疗试点县农民门诊服务利用分析

［J］．卫生软科学，2006（2）．

47．李晓燕，等．新型农村合作医疗制度公平性研究——基于黑龙江省农村新型合作医疗试点县的实证分析［J］．华南农业大学学报，2008（7）．

48．［俄］弗拉基米尔·列宁．列宁全集（第17卷）［M］．编译局，译．北京：人民出版社，1959：248-250．

49．刘畅．基于多元福利视角的新型农村合作医疗效益研究［M］．杭州：浙江大学出版社，2015：67-82．

50．刘宏等．个人信息认知对医疗保障改革的影响［J］．经济研究，2010（10）．

51．刘宏，王俊．中国居民医疗保险购买行为研究——基于商业健康保险的角度［J］．经济学，2012（4）．

52．刘军民．新型农村合作医疗存在的制度缺陷及面临的挑战［EB/OL］．www. crifs. org. cn，2005-12-1．

53．刘雅静．新型农村合作医疗制度可持续发展研究［M］．济南：山东大学出版社，2010：（4）．

54．［德］卡尔·马克思．马克思恩格斯选集［M］．北京：人民出版社，1972：3，9，76，233，538，621．

55．马双，臧文斌，甘犁．新型农村合作医疗保险对农村居民食物消费的影响分析［J］．经济学，2010（1）．

56．马双张．新型农村合作医疗保险与居民营养结构的改善［J］．经济研究，2011（5）．

57．马彦辉．基于GLM的非正态相应稳健设计研究［D］．天津：天津大学博士学位论文，2008．

58．毛翠英．新型农村合作医疗研究：基于财政的视角［M］．北京：中国物资出版社，2011：58-61．

59．孟翠莲．我国新型农村合作医疗制度可持续发展研究［M］．北京：中国财政经济出版社，2008：7-58．

60．农业部农业经济研究中心课题组．新型农村合作医疗和特困人口医疗救助相结合的制度建设［J］．中国人口科学，2007（2）．

61．潘杰．政府、市场与医疗［M］．北京：社会科学文献出版社，2014：2-5．

62．秦立建，李孟刚．新型农村合作医疗制度建设实证研究［M］．北京：经济科学出版社，2012：32－33.

63. 秦立建，苏春江. 新型农村合作医疗与城镇居民基本医疗保险两制衔接研究［M］. 北京：经济科学出版社，2014：34－57.

64. 秦立建. 城市化扩张中新型农村合作医疗发展和完善对策研究［M］. 北京：经济科学出版社，2011：124－145.

65. 秦庆武. 新农合：筹资水平与补偿比例［M］. 哈尔滨：黑龙江人民出版社，2013：60－69.

66. 瞿星，等. 基于 ILO 筹资模型的儿童口腔保险筹资水平研究——以四川省城镇职工家庭儿童为例［J］. 现代预防医学，2016（9）.

67. 任苒. 新型农村合作医疗实施后卫生服务可及性和医疗负担的公平性研究［J］. 中国卫生经济，2007（1）.

68. 任苒，等. 中国医疗保障制度发展框架与策略［M］. 北京：经济科学出版社，2009：7－9.

69. 石秀和，等. 中国农村社会保障问题研究［M］. 北京：人民出版社，2006：32－78.

70. 世界银行. 1993 年世界发展报告：投资于健康［M］. 北京：中国财政经济出版社，1993：2－9.

71. 世界银行. 防止老龄危机［M］. 北京：中国财经出版社，1995：28－30，149－172.

72. 世界银行. 中国：卫生模式转变中的长远问题与对策［M］. 北京：中国财政经济出版社，1994：5－6，65.

73. 孙东雅. 商业健康保险与医疗保障体系建设［J］. 中国医疗保险，2009：（5）.

74. 孙全胜. 城市化的二元结构和城乡一体化的实现路径［J］. 经济问题探索，2018（4）.

75. 谭克俭，等. 新型农村合作医疗理论与实践研究［M］. 北京：中国社会出版社，2007：3.

76. 谭晓婷，钟甫宁. 新型农村合作医疗不同补偿模式的收入分配效用［J］. 中国农村经济，2010（3）.

77. 唐晋. 大国策：通向大国之路的中国民生，全球视野中的医改路径［M］. 北京：人民日报出版社，2009：2.

78. 童峰，等. 新型农村合作医疗制度筹资与补偿最优方案的 Monte Carlo 模

拟设计 ［J］. 中国卫生统计, 2008: 8.

79. 汪宏, 张里程, 等. 中国农村合作医疗的收益公平性 ［J］. 中国卫生经济, 2005: 2.

80. 王保真. 我国农村合作医疗制度的发展和完善 ［J］. 中国卫生经济, 2000: 12.

81. 王红漫. 大国卫生之论——农村卫生枢纽与农民的选择 ［M］. 北京: 北京大学出版社, 2006: 8.

82. 王红漫. 大国卫生之难——中国农村医疗卫生现状与制度改革探讨 ［M］. 北京: 北京大学出版社, 2004: 3 - 4.

83. 王珺, 等. 健康险市场道德风险的检验 ［J］. 管理世界, 2010 (6).

84. 王溦. 社会健康保险筹资比例计算的精算研究 ［D］. 西南财经大学硕士学位论文, 2007.

85. 肖诗顺. 贫困地区新型农村合作医疗保险需求与制度创新研究——以贵州省为例 ［D］. 重庆: 西南大学博士学位论文, 2008.

86. 萧庆伦. 中国农村合作医疗要更新 ［N］. 健康报, 2001 - 3 - 1.

87. 萧庆伦, 等. 中国农村医疗互助 ［J］. 中国卫生经济, 2004 (7).

88. 新型农村合作医疗试点工作评估组. 发展中的中国新型农村合作医疗——新型农村合作医疗试点工作评估报告 ［M］. 北京: 人民卫生出版社, 2006: 3 - 5.

89. 徐刘芬, 应瑞瑶. 刘易斯转折点对我国劳动力市场的适用性探讨 ［J］. 东岳论丛, 2012 (2).

90. 许文兴. 农村社会保障 ［M］. 北京: 中国农业出版社, 2006: 63 - 68.

91. 薛小平. TOBIT 模型及其在医疗费用研究中的应用 ［J］. 山西医科大学硕士学位论文, 2006.

92. 杨灿明, 鲁元平. 地方政府债务风险的现状、成因与防范对策研究 ［J］. 财政研究, 2013 (11).

93. 杨伟民. 社会政策导论 ［M］. 北京: 中国人民大学出版社, 2004: 87.

94. 叶小兰, 陈滔. 统筹城乡背景下实现全民基本医疗保障的模式与路径研究 ［M］. 北京: 中国劳动社会保障出版社, 2017: 76 - 111.

95. 于保荣, 等. 山东、宁夏农村居民卫生服务利用分析 ［J］. 中国卫生经济, 2008 (8).

96. 俞炳匡. 医疗改革的经济学 ［M］. 赵银华, 译. 北京: 中信出版社,

2008：78.

97. 袁木，陈敏章．加快农村合作医疗保障制度的改革和建设［N］．人民日报，1994－7－2.

98. 张曾莲，白宇婷．财政分权，省（区、市）级官员特征与地方政府债务规模——基于2010～2014年省级政府数据的实证分析［J］．科学决策，2017（5）．

99. 张二华，李春琦，吴跃进．医疗保险、医院寡头与医疗服务价格扭曲［J］．财贸经济，2010（10）．

100. 张军，等．中国为什么拥有了良好的基础设施？［J］．经济研究，2007（3）．

101. 张淑芳．四川藏区新型农村合作医疗筹资问题研究［J］．西北民族大学学报（社会科学版），2017（2）．

102. 张英洁．新型农村合作医疗统筹补偿方案研究［M］．北京：经济科学出版社，2009：9－11.

103. 赵彤．供需视角下的政府社会保障支出及其影响因素分析［J］．经济问题探索，2018（5）．

104. 赵忠，侯振刚．我国城镇居民的健康需求与 Grossman 模型——来自截面数据的证据［J］．经济研究，2005（10）．

105. 赵忠．我国农村人口的健康状况及影响因素［J］．管理世界，2006（3）．

106. 郑功成．社会保障学［M］．北京：商务印书馆，2003：11.

107. 郑小华，付亮．四川省新型农村合作医疗补偿方法研究［J］．卫生经济研究，2006（4）．

108. 中国社会科学院．2007中国社会蓝皮书［M］．北京：社会科学文献出版社，2006：12－23.

109. 朱俊生，赵海珠．OECD国家社会保障水平的经济适应性评估及对中国的启示［J］．社会保障研究，2015（2）．

110. 朱俊生．从社区融资到全民健康保障：农村健康保障制度中的主体行为研究［M］．北京：中国劳动社会保障出版社，2008：5－65.

111. Amemiya，T.．Advanced econometrics［M］．Cambridge，MA：Harvard University Press，1985：28－31.

112. Amemiya，T.．Regression analysis when the dependent variable is truncated normal［J］．Econometrica，1973，41：997－1016.

113. Anderson, B.. et al. , Environment, access to health care, and other factors affecting infant and child survival among the African and Colored populations of South Africa [J]. Population an Environment, 2002, 23 (4): 349 – 363.

114. Arabmazar, A.. & Schmidt, P. , An investigation of the robustness of the tobit estimator to non-normality [J]. Econometrica, 1982, 50: 1055 – 1063.

115. Arabmazar, A.. & Schmidt, P.. Further evidence on the robustness of the tobit estimator to heteroscedasticity [J]. Journal of Econometrics, 1981, 17: 253 – 258.

116. Arrow, K. J.. Uncertainty and the welfare economics of medical care [J]. American Economic Review, 1963, 53 (5): 941 – 973.

117. Babazono, A. et al. , Effects of an increase in patient copayments on medical service demands of the insured in Japan [J]. Int J Technol Assess Health Care, 2003, 19 (3): 465 – 475.

118. Baker, D. W.. et al. , Lack of health insurance and decline in overall health in late middle age [J]. New England Journal of Medicine, 2001, 345: 1106 – 1112.

119. Barro, R. J.. Determinants of economic growth: a cross-country empirical study, Cambridge, Massachusetts, London [M]. England: the MIT Press, 1997.

120. Barro, R. J.. Health and economic growth: program on public policy and health, health and human development division [J]. Pan American Health Organization, Washington, D. C. , 1996.

121. Becker, G. S.. Human capital [M]. Chicago, Illinois: University of Chicago Press, 1964: 35 – 37.

122. Bloom, D. E.. et al. , The effect of health on ecomoic growth: theory and evidence [N]. NBER working paper 8587, 2001.

123. Blough, D. K.. Madden, C. W.. & Hornbrook, M. C.. Modeling risk using generalized linear models [J]. Journal of Health Economics, 1999, 2 (18): 153 – 171.

124. Buntin, M. B.. & Zaslavsky, A. M.. Too much ado about two-part models and transformation? Comparing methods of modeling medicare expenditures [J]. Journal of Health Economics, 2004, 23 (3): 525 – 542.

125. Cameron, A. C.. et al. , A micro econometric model of the demand for health care and health insurance in Australia [J]. Review of Economic Studies, 1988, (55): 85 – 106.

126. Chen, S.. Distribution free estimation of the random coefficient dummy endogenous variable model [J]. Journal of Econometrics, 1999, 81: 171 – 199.

127. Cichon, M.. Newbrander, W.. Yamabana, H.. Weber, A.. Normand, C.. Dror, D.. and Preker, A.. Modelling in Healthcare finance: A compendium of quantitative techniques for health care financing (Quantitative Methods in Social Protection Series) [J]. Geneva, Switzerland: International Labor Office, International Labor Organization, 1999.

128. Cragg, John G.. Some statistical models for limited eependent variables with applications to the demand for durable goods [J]. Econometrica, 1971, 39: 829 – 844.

129. Cutler, D.. & Gruber, J.. Does public insurance crowd out private insurance? [J]. Quarterly Journal of Economics, 1996, 111: 391 – 429.

130. Cutler, D.. & Richardson. E.. Measuring the health of the U. S. population [J]. Brookings Papers on Economic Activity: Microeconomics, 1997: 217 – 271.

131. Cutler, D.. Equality, Efficiency, and Market Fundamentals: The Dynamics of International Medical Care Reform [J]. Journal of Economic Literature, 2002, 40: 881 – 906.

132. Deb, P. & Trivedi, P. K.. The structure of demand for health care: Latent class versus two-part models [J]. Journal of Health Economics, 2002, 21 (4): 601 – 625.

133. Duan N.. Manning W. G.. Morric C. N.. & Newhouse J. P.. A compasion of alternative models for the demand for medical care [M]. Santa Monica: the Rand Corporation, 1982, 2: 12 – 33.

134. Duan, N.. Smearing estimate: a nonparametric retransformation method [J]. Journal of the American Statistical Association, 1983, 383 (78): 605 – 610.

135. Eggleston, K.. Li, L.. Meng, Q.. Lindelow, M.. & Wagstaff, A.. Health service delivery in China: A Literature Review [J]. Health Economics, 2008 (17): 149 – 165.

136. Feldstein, M.. Rethinking social insurance [J]. American Economic Review, 2005, 95 (1): 1 – 24.

137. Feldstein, M.. The welfare loss of excess health insurance [J]. Journal of Political Economy, 1973, 81: 251 – 280.

138. Fiva, J. H.. New Evidence on the Effect of Fiscal Decentralization on the Size and Composition of Government Spending [J]. FinanzArchiv: Public Finance Analysis, 2006, 62 (2): 250 – 280.

139. Fukawa, T.. Macro evaluation of the Japanese healthcare system in comparison with Germany [J]. The Japanese Journal of Social Security Policy, 2007, 6 (1): 31 – 42.

140. Gerdtham, U. & Trivedi, P. K.. Equity in swedish health care reconsidered: new results based on the finite mixture model [J]. Journal of Health Economics, 2001, 10 (6): 134 – 178.

141. Gerler, P.. & Sturm, R.. Private health insurance and public expenditure in Jamaica [J]. Journal of Econometrics, 1997, 77: 237 – 257.

142. Goldberger, A. S.. Abnormal selection bias, in studies in econometrics [M]. time series, and multivariate statistics. ed. by S. Karlin, et al, New York: Academic Press, 1983: 65 – 72.

143. Greene, W.. Econometric analysis, Upper Saddle River [J]. NJ: Prentice Hall, 2003: 109 – 113.

144. Grossman, M.. The demand for health: A theoretical and empirical investigation [M]. New York: Columbia University Press for NBER, 1972.

145. Hay, J. W.. & Olsen, R. J.. Let them eat cake: a note on comparing alternative models of the demand for medical care [J]. Journal of Business & Economic Statistics, 1984, 2 (3): 279 – 282.

146. Heckman, J.. Instrumental variables: a study of implicit behavioral assumptions used in making program evaluations [J]. Journal of Human Resources, 1997, 32 (3): 441 – 462.

147. Heckman, J.. Sample selection bias as a specification error [J]. Econometrica, 1979, 47 (1): 153 – 161.

148. Heckman, J.. Shadow prices, market wages, and labor supply [J]. Econometrica, 1974, 42 (4): 679 – 694.

149. Heckman, J.. The common structure of statistical models of truncation sample selection and limited dependent variables and a simple estimator for such models [J]. Annalyse of Economic and Social Measurement, 1976, 5 (4): 475 – 492.

150. Hosmer, D. W.. & Lemeshow, S.. Applied logistic regression [M]. New

York: John Wiley & Sons, 2000: 206 – 210.

151. Hurd, M.. Estimation in truncated samples when there is heteroskedasticity [J]. Journal of Econometrics, 1979, 11: 247 – 258.

152. Jeong, H.. & Hurst, J.. An assessment of the performance of the Japanses health care system [J]. OECD Labour Market and Social Policy Occasional Papers, 2001, NO. 56.

153. Kenkel, D.. Consumer health information and the demand for medical care [J]. The Review of Economics and Statistics, 1990, 72 (4): 587 – 595.

154. Kim, S. O.. Effect of patient cost sharing in South Korea ACG risk-adjusted differences in health care utilization and expenditures among national health insurance and medical aid enrollees, 2004 ~ 2005 [D]. Johns Hopkins University, 2009.

155. Klugman, S. A.. Panjer, H. H.. & Willmot, G. E.. Loss models: from data to decisions (3rd ed) [M]. New Jersey: John Wiley & Sons, 2008: 117 – 129.

156. Lampton. D. M.. Development and health care: Is China's medical programme exportable? [J]. World Development, 1975, 6: 6221 – 630.

157. Lei, X. & Lin, W.. The new cooperative medical scheme in rural China: does more coverage mean more service and better health? [J]. Health Economics, 2009, 18: S25 – 46.

158. Li, H. B, & Zhu, Y.. Income, income inequality, and health: evidence from China [J]. Journal of Comparative Economics, 2006, 34: 668 – 693.

159. Liu, T. & Chen, C.. An analysis of private health insurance purchasing decisions with national health insurance in Taiwan [J]. Social Science & Medicine, 2002, 55: 755 – 774.

160. Liu, Y. L.. et al., Transformation of China's rural health care financing [J]. Social Science & Medicine, 1995, 41 (8): 1085 – 1093.

161. Lu, C.. Frank, R. G.. & Mcguire, T. G.. Demand response to cost sharing under managed heath care [J]. Contemporary Economic Policy, 2009, 27 (1): 1 – 15.

162. Maddala, G. S.. & Nelson, F. D.. Specification errors in limited dependent variable models [N]. National Bureau for Economic Research working paper No. 96, 1975: 5 – 9.

163. Maddala, G. S.. Limited-dependent and qualitative variables in economics

［M］. New York： Cambrideg University Press，1983： 181.

164. Manning，W. G. & Mullahy，J.. Estimating log models： to transform or not to transform? ［J］. Journal of health economics，2001，20（4）： 461 – 494.

165. Manning，W. G.. The logged dependent variable，heteroscedasticity，and the retransformation problem ［J］. Journal of health economics，1998，17（3）： 283 – 295.

166. Manning，W. G.. et al. ，Health Insurance and the Demand for Medical Care： evidence from a randomized experiment ［J］. American Economic Review，1987，77（3）： 251 – 277.

167. McCullagh，P.. & Nelder，J. A.. Generalized Linear Models，2nd ed ［J］. Chapman and Hall，London，1989： 35 – 36，76 – 90.

168. Cichon，M. & Newbrabder，W.. Modelling in Health Care Finance ［J］. ILO，1999.

169. Mocan，H. N.. Tekin，E.. & Zax. J. S.. The demand for medical care in urban China ［J］. World Development，2004，32： 289 – 304.

170. Nelder，J. A. & Wedderburn，R. W. M. ，Generalized linear models ［J］. Journal of the Royal Statistical Society，Series A，1972，135： 370 – 384.

171. Newhouse，J.. Free for all： lessons from the RAND health insurance experiment，Cambridge ［M］. MA： Harvard University Press，1993.

172. O'Brien，M. A.. Impact of prescription drug insurance on health care utilization and expenditures among elderly Medicare beneficiaries with depression ［D］. Johns Hopkins University，2009： 44 – 63.

173. OECD. Private health insurance in OECD countries ［J］. Paris： Organisation for Economic in Cooperation and Development，2004： 41.

174. Olsen，R. J.. The analysis of two variable models when one of the variable is dichotomous ［D］. Yale University，September，1975： 55 – 83.

175. Poirier，D. J.. & Ruud，P. A.. On the appropriateness of endogenous switching ［J］. Journal of Econometrics，1981，16： 249 – 256.

176. Poirier，D. J.. Partial observability in bivariate probit models ［J］. Journal of Econometrics，1980，12： 209 – 217.

177. Pregibon，D.. Goodness-of-link tests for generalized linear models ［J］. Applied Statistics，1980，29（1）： 14 – 23.

178. Rajkotia，Y.. National health insurance in Ghana： politics，adverse selec-

tion, and the use of child health services [D]. Johns Hopkins University, 2009: 52 –68.

179. Rein, D. B.. A matter of classes: stratifying health care populations to produce better estimates of inpatient costs [J]. Health Services Research, 2005, 40 (4): 1217 –1233.

180. Samuelson, P. A.. The pure theory of public expenditure [J]. Review of Economics and Statistics, 1954, 11: 387 –389.

181. Shi, W.. Chongsuvivatwong, V.. Geater, A.. Zhang, J.. et al. , The influence of the rural health security schemes on health utilization and household impoverishment in Rural China: Data from a household surbvey of Western and central China [J]. International Journal for Equity in Health, 2010, 9: 7.

182. Shore – Sheppard, L.. Buchmuellar, T.. & Jensen, G.. Medicaid and crowding out of private insurance: a re-examination using firm level data [J]. Journal of Health Economics, 2000, 19: 61 –91.

183. Sidel, V. W.. & Sedel, R.. The development of health care services in the People's Republic of China [J]. World Development, 1975, 3: 539 –549.

184. Sosa – Rubi, S. G.. Modeling maternal health care utilization in Mexico: latent class analysis for modeling unobserved heterogeneity in the population [J]. Applied Health Economics and Health Policy, 2004, 3 (1): S64.

185. Stiglitz, J. E.. Economics of the public sector [M]. New York: Norton & Company, Inc, 1988: 290.

186. Sun, X.. Jackson, S.. Carmichael, G.. & Sleigh, A. C.. Catastrophic medical payment and financial protection in rural China: Evidence from the New Cooperative Medical Scheme in Shandong Province [J]. Health Economics, 2009 (18): 103 –119.

187. Teresa, B.. et al. , Cost sharing, adherence, and health outcomes in patients with diabetes [J]. The American Journal of Managed Care, 2010, 16 (8): 589 –600.

188. Thompson, M. S.. & King, C. P.. Physician perceptions of medical malpractice and defensive medicine [J]. Erval Program Plan, 1984, 7 (1): 95 –104.

189. Tobin, J.. Estimation of relationships for Limited dependent variables [J]. Econometrica, 1958, 26: 24 –36.

190. Van Doorslaer, E.. Philip C. & Elizabeth S.. Horizontal inequities in Australia's mixed public private health care system [J]. Health Policy, 2008, 86: 97 – 108.

191. Wagstaff, A.. Lindelow, M.. Gao, J.. Xu, L.. & Qian, J.. Extending health insurance to the rural population: an impact evaluation of China's new cooperative medical scheme [J]. Journal of Health Economics, 2009, 28 (1): 1 – 19.

192. Wagstaff, A.. Paci, P.. & Van Doorslaer, E.. On the measurement of inequalities in health [J]. Social Science and Medicine, 1991, 33: 545 – 557.

193. Wagstaff, A.. Poverty and health, CMH working paper series [J]. No. WG1, 2001, 5.

194. Wooldridge, J. M.. Econometric analysis of cross section and panel data [M]. Cambridge, MA: MIT Press, 1999: 113 – 119.

195. Wooldridge, J. M.. Econometrics [M]. Cambridge: Cambridge University Press, 2001: 107 – 116.

196. Wooldridge, J. M.. On two stage least squares estimation of the average treatment effect in a random coefficient model [J]. Economics Letters, 1997, 56: 129 – 133.

197. Yip, W. & Hsiao, W. C.. Non-evidence-based policy: how effective in China's new cooperative medical scheme in reducing medical impoverishment? [J]. Social Science and Medical, 2009, 68: 201 – 209.

198. Yu, B.. et al. , How does the New Cooperative Medical Scheme influence health service utilization? A study in two provinces in rural China [J]. BMC Health Services Research, 2009, 10: 116.